肠道病毒（EV）71型手足口病护理手册

主编　周崇臣　成怡冰

河南科学技术出版社

·郑州·

图书在版编目（CIP）数据

肠道病毒（EV）71型手足口病护理手册/周崇臣，成怡冰主编．—郑州：
河南科学技术出版社，2017.8（2023.3重印）

ISBN 978-7-5349-8882-0

Ⅰ．①肠…　Ⅱ．①周…②成…　Ⅲ．①肠道病毒-手足口病-护理-手册
Ⅳ．①R512.5-62

中国版本图书馆CIP数据核字（2017）第195324号

出版发行：河南科学技术出版社
地址：郑州市郑东新区祥盛街27号　　邮编：450016
电话：(0371) 65788613　65788629
网址：www.hnstp.cn

策划编辑：李喜婷　马晓薇
责任编辑：马晓薇
责任校对：郭　莉
封面设计：张　伟
责任印制：朱　飞
印　　刷：三河市同力彩印有限公司
经　　销：全国新华书店
开　　本：720 mm×1020 mm　1/16　印张：8.5　字数：139千字
版　　次：2023年3月第3次印刷
定　　价：96.00元

如发现印、装质量问题，影响阅读，请与出版社联系并调换。

编委名单

主　编　周崇臣　成怡冰

副主编　石彩晓　时富枝　葛燕军

编　委（以姓氏笔画排序）

马　洁　王　俊　李思静　吴玉梅

张庆梅　陈红敏　陈颖颖　赵保玲

郭　洁　景　钰

郑州儿童医院简介

郑州儿童医院始建于1960年，是河南省唯一一所集医疗、科研、教学、预防、康复、保健为一体的三级甲等儿童医院，首家通过国家医院互联互通"四级甲等"测评；诊疗服务半径辐射全省及周边省份（郑州区域以外就医的患儿占医院门诊量的75%、住院量的85%），是河南省儿童急救中心、河南省儿童危重症转运中心、河南省儿童公共卫生医疗救治培训中心、河南省残疾儿童康复中心、"国家儿童区域医疗中心"建设主体单位。

组建中原儿童医疗集团，拥有东区医院、东三街医院、西区医院和康复医院四个院区，床位2 200张，"一体三区四院"集团化发展。现有职工2 808人，其中博士研究生22人，硕士454人，硕士生导师10人，高级职称208人。

年门诊量180万人次，年出院病人7.6万人次，年手术量12 981台次，年120转诊危重症病人4 244人次（其中200公里之外患儿占62%）。拥有256排CT、1.5T核磁共振、DSA、数字化腹腔镜、体外循环机、全自动摆药机、全自动生化流水线、气动物流传输系统等大批国际国内先进医疗设备。

率先加入北京儿童医院集团，是福棠儿童医学发展研究中心副理事长单位、河南省医院协会儿童医院分会（科）主任委员单位、河南儿科医联体理事长单位、河南省医学科学普及学会儿科专业委员会主任委员单位。儿科医联体成员单位发展至142家（其中省外医院7家），合作共赢、错位发展，构建四级儿科医疗服务体系。

持续推进"六个一"学科建设，现有河南省医学重点（培育）学科11个，郑州市医学重点（培育）学科9个，获省卫生计生委批复十一大儿科临床诊疗中心，获批为河南省小儿血液医学重点实验室、河南省儿科病防治国际联合实验室、中国CDC联合科研项目"手足口病后遗症和临床特征回顾性调查"国内唯一合作医院、中国国家儿科住院医师规范化培训协同基地、中华医学会麻醉学分会小儿麻醉培训基地、河南省儿童疾病防治院士工作站、河南省博士后研发基地等。近年来，共完成科研立项174项，科研成果46项，科研获奖43项，论文3 236篇（其中SCI期刊文章145篇），论著26部。在国际知名杂志《JAMA》发表论文1篇，影响因子37.684。任国家级组长单位1人、副组长单位4人、省级主委/组长4人、副主委26人，市级主委12人。医院是郑州大学医学院、新乡医学院、河南中医学院等多家单位的临床实习和培训基地。

与美国卢里芝加哥儿童医院等国际知名医院合作签约；获批国际继续教育组织中国郑州基地、美国心脏协会心血管急救培训中心、美国儿科学会中国教育基地；引进国际知名学科团队2个，聘请张金哲院士、朱晓东院士担任名誉院长；与60余家国内外医疗机构或大学院校建立长期合作关系；每年召开5~6次国际交流会议，选拔优秀人才赴德国、瑞典、英国、美国、加拿大等地深造。

医院恪守"一个中心四个转"的服务导向，秉承"两性两心两满意"的工作理念，创新"日督导工作回头看、月计划月总结、数字管院、全面综合绩效管理、多部门满意度调查"等多项机制，探索大后勤社会化管理体系，提升管理层次，提高服务水平，改善患者就医感受。

医院是中国红十字基金会小天使基金定点医院、天使阳光基金定点医院、中残联贫困聋儿人工耳蜗项目手术定点医院、全省手足口病重症病例救治定点医院、省新农合农村儿童大病救治定点医院、河南省城乡居民基本医疗保险跨省就医即时结报定点医院等。近年来共申请到爱心基金8 750万元，救助人数3 267人次，社会捐款53余万元，开展多场次大型公益活动，提升医院好口碑。创新打造"一统六和"文化体系，全面加强党风廉政建设，关爱职工生活，丰富宣传媒介，构建和谐文化。

陆续荣获全国百姓放心示范医院、全国诚信医院、全国医院后勤管理创新先进单位、国家医院改革创新奖、国家改善医疗服务示范医院、河南省十佳儿科品牌医院、河南省医疗安全管理工作先进单位、河南省群众满意医疗卫生机构、河南省平安医院、河南省创新力医院、郑州市重点项目建设先进单位等多项荣誉称号。

周崇臣简介

周崇臣，中共党员，郑州市儿童医院院长、党委副书记、中原儿童医疗集团总院长，主任医师，硕士生导师；郑州市第十三届人大代表，郑州市专业技术拔尖人才。任中国医院协会儿童医院管理分会绩效管理学组组长、中国医学装备协会医院建筑与装备分会第一届副会长、北京儿童医院集团学术委员会委员、福棠儿童医学发展研究中心副理事长、中国医疗保健国际交流促进会出生缺陷精准医学分会常务委员、中国医疗保健国际交流促进会儿科学分会常务委员、《中国医院》杂志编委、河南省医院协会常务委员、河南省医院协会儿童

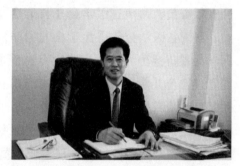

医院（科）分会主任委员、河南省医院协会医院分级诊疗管理分会第一届委员会副主任委员、河南省医学科学普及学会儿科专业委员会主任委员、河南省医院品管圈联盟第一届委员会常务委员、河南省首届 ecmo 专业委员会名誉主委、郑州市儿童医院医联体理事长、郑州市医学会维权专业委员会主任委员。

先后荣获"中国优秀医院院长""中国最具领导力的院长""全国十佳基建管理院长""全国百姓放心示范医院优秀管理者""全国诚信医院优秀管理者""改善医疗服务优秀管理者""河南省五一劳动奖章""河南省医学科学技术进步奖""河南省助残先进个人""河南省最具创新力院长""河南省医改创新优秀院长""河南省最具领导力院长""河南省十佳儿童品牌医院优秀管理者"等荣誉称号。

成怡冰简介

成怡冰，中共党员，医学硕士，主任医师，河南省儿童医院院长助理、重症监护室及急诊科主任。从事儿科危重症临床工作 18 年，对儿科危重疾病临床诊断与抢救有丰富的临床经验。任中国医师协会输血分会青年委员、河南省医学会儿科分会小儿急救学组成员、河南省医学会危重症学会儿科学组成员、河南省医学会预防接种异常反应鉴定专家库成员、河南省医院管理协会儿童医院分会委员、河南省卫生厅"重症 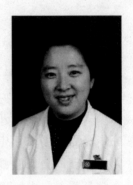 手足口病临床救治专家组"成员、郑州市卫生局"重症甲型 H1N1 临床救治专家组"副组长、郑州市急诊管理专业委员会常务委员、郑州市重症医学会委员、郑州市传染病管理专业委员会委员等。荣获"郑州市首届百名名医"等多项荣誉。

近年发表学术论文 20 余篇，期中 SCI 文章 2 篇，中华系列杂志 1 篇，国家核心期刊及国家级杂志 10 余篇。获得省市级科研成果 8 项，其中省厅局级 4 项。

参与制定（2015）重症儿童院际三级转诊专家建议、（2015）儿童脓毒性休克（感染性休克）诊治专家共识。

前　言

手足口病是近几年来临床较为常见的小儿传染性疾病，尤以 5 岁以下儿童发病率最高，主要通过密切接触或消化道传播，以发热及手、足、口腔等部位的皮疹或疱疹为主要特征，少数病例出现中枢神经系统、呼吸系统损害；个别危重症患儿病情进展快，表现为脑炎、脑脊髓膜炎、神经源性肺水肿、肺出血，可在发病后 12 至 24 小时死亡，对儿童的健康威胁较大。

我们希望借此机会将国内外最新的手足口患儿护理知识介绍给国内医护人员，以期对危重患儿的病情变化早期识别并及时干预，提高危重患儿的抢救成功率，降低其死亡率，为突发公共卫生事件的抢救提供临床技术支持。

尽管我们在编写过程中付出了许多辛苦和汗水，但由于编写水平有限和时间仓促，书中难免有缺憾和不当之处，敬请读者批评指正。

编者
2017 年 7 月

目　录

第一章 概　述

第一节　手足口病的概念与定义

一、手足口病的定义

手足口病（hand foot and mouth disease，HFMD）是由肠道病毒引起，以发热和手、足、口腔等部位的皮疹、疱疹或疱疹性咽峡炎为主要特征的一种常见于小儿的急性传染病，少数患儿可并发无菌性脑膜炎、脑干脑炎、神经源性肺水肿、急性迟缓性麻痹和心肌炎等。引起手足口病的病原体主要为肠道病毒，包括埃可病毒、A 组柯萨奇病毒（4、5、9、10、16 型）和 B 组柯萨奇病毒（2、5 型）和肠道病毒 71 型（Enterovirus 71，EV71），其中以 EV71、A 组柯萨奇病毒 16 型最多见。

二、EV71 型手足口病的定义

肠道病毒 71 型（EV71）手足口病是由肠道病毒 71 型感染引起。由于 EV71 引起的神经系统并发症（无菌性脑膜炎、脑干脑炎、神经源性肺水肿等）较其他肠道病毒多见且病情严重，日益受到人们的普遍关注。该病主要经粪口途径、飞沫传播和密切接触传播。潜伏期为 2～7 d，病程一般为 7～10 d。患儿以 4 岁以下小儿多见，重症肠道病毒 71 型手足口病主要发生在婴幼儿，特别是年龄 <4 岁的婴幼儿，有较高的病死率和致残率，严重危害婴幼儿的生命健康，被称为 21 世纪的"脊髓灰质炎"。

（郭　娜）

第二节　手足口病重大流行事件和对儿童健康的危害及影响

一、国内、外重大流行事件

日本是手足口病发病较多的国家，历史上有过多次大规模流行。东京于1963 年首次发现手足口病，其中 1969—1970 年以流行 A 组柯萨奇病毒 16型感染为主，1973 年和 1978 年的两次流行以 EV71 感染为主，主要临床症状为手、足、口腔等部位皮疹、疱疹和发热，病情一般较温和，但同时也发现伴无菌性脑膜炎的病例。1997—2000 年手足口病在日本再度活跃，EV71、A 组柯萨奇病毒 16 型均有分离，EV71 毒株的基因型也与以往不同。

1983 年天津、厦门手足口病流行，从患儿标本中分离出 Cox。当年的 5～10 月天津发生 7 000 余病例。经过 2 年散发流行，1986 年又再次出现暴发，在幼儿园和托儿所两次暴发的发病率分别达 1.9% 和 2.3%，A 组柯萨奇病毒 16 型是分离的主要病原体，这是中国首次报告的较大规模手足口病暴发流行。

1998 年我国台湾地区 EV71 感染引发大量手足口病和疱疹性咽峡炎，发生了两次大流行，分别在 6 月和 10 月，监测哨点报告了 129 106 例病例，405 例重症患儿，重症患率为 0.314%，78 例死亡，死亡率为 0.006 4%，5岁以下的儿童死亡率占 91%，死亡原因主要为由中枢神经系统感染而导致的肺水肿和肺出血（83%），并发症包括脑炎、无菌性脑膜炎、肺水肿、肺出血、急性软瘫和心肌炎等。其中有两份病例报告详细记录了 EV71 感染并发神经源性肺水肿的患儿的各种临床症状和体征，并报告了尸检结果，认为发生肺水肿的原因可能是 EV71 直接感染脊髓和髓质，而不是肺炎和心肌炎等。在我国台湾局部地区均可见到重型病例。从 48.7% 的无并发症的门诊病例、72% 的住院存活病例、92% 的死亡患儿病例中均分离到 EV71。小于等于 1 岁患儿病死率比大于 1 岁患儿病死率显著增高。病原学证实 A 组柯萨奇病毒 16 型和 EV71 为主要病原，二者的比例是 2∶5。从死亡病例中分离的18 株 EV71 毒株，仅 1 株为 B 型，有 17 株为 C2 亚型，这是全球有手足口病疫情报道以来最严重的一次暴发流行。

1999 年在澳大利亚西部的 Perth 发生一次 EV71 感染大流行，在 5 ~ 8 月的 6 个月时间内约有 6 000 例 HFMD 发生，29 例重症神经系统疾病病例。这次流行中有神经系统损伤的病例占总病例的 1/1 000。病原学检验显示这起疫情由 EV71 和 A 组柯萨奇病毒 16 型引起，两者引起病例的构成相近。有神经系统损伤的都是由 EV71 引起的，但在 Perth 发生的这起疫情中没有致死性的神经源性肺水肿病例发生。

2000 年 5 ~ 8 月山东省招远市暴发了小儿手足口病大流行。在 3 个多月里，招远市人民医院接诊患儿 1 698 例。其中男 1 025 例，女 673 例，男女比例为 1.5:1。年龄最小 5 个月，最大 14 岁。首例发生于 5 月 10 日，7 月达高峰，末例发生于 8 月 28 日。128 例住院治疗患儿，平均住院天数 5.1 天。其中 3 例合并暴发心肌炎死亡。

2006 年全国共报告手足口病 13 637 例（男 8 460 例，占 62.04%；女 5 177 例，占 37.96%）、死亡 6 例（男 4 例，女 2 例）；除西藏自治区外，全国 31 个省、自治区、直辖市均有病例报告。其中 2006 年山东省报告 3 030 例手足口病病例，死亡 2 例；上海 2 883 例；北京 2 210 例；河北 1 133 例；浙江 793 例；广东 670 例。2007 年，全国共报告手足口病 83 344 例，死亡 17 例，仅山东省就报告病例 39 606 例，北京、上海等地也报告超过万例。

2008 年 3 月，安徽省阜阳市发生了较大规模的手足口病疫情。截至 2008 年 5 月 1 日，安徽省阜阳市累计报告手足口病 3 321 例，其中 22 例死亡；有 978 例正在住院治疗，其中重症病例 48 人，病危 10 例；正在接受门诊治疗 1 209 人；已治愈 1 112 人。

截至 2008 年 5 月 12 日，广东省共报告手足口病病例 14 793 例，累计死亡 7 例。截至 2008 年 6 月 16 日，浙江省共报告手足口病 20 503 例，报告死亡 6 例，分别为苍南县、绍兴县、三门县、温岭市、杭州市、诸暨市各 1 例。现住院病例报告 374 例，重症病例 32 例，累计检测 EV71 感染数 542 例。2008 年 5 月 1 日至 5 月 31 日，中国内地共报告手足口病 17.6 万余例，死亡 40 例，报告发病数居前五位的省份是广东、浙江、河北、山东和湖南。通过卫生部和有关部门组织实施有效的防治措施，自 5 月 14 日起，全国手足口病疫情出现稳中有降趋势，每日报告病例数从高峰时的 11 501 人下降为 6 月 5 日的 3 922 人。

2008年和2009年全国报告手足口病病例分别为488 955例和1 155 525例，发病率分别为37.01/10万和87.01/10万，重症病例数为1 165例和13 810例，死亡126例和353例。5岁及以下儿童，占发病总数的92.23%，2岁组儿童发病率最高，0岁组儿童发生重症的比例和病死率最高。2008—2009年共发生聚集性病例477起，幼托机构389起，占总数的81.21%，村庄发生47起，占总数的9.81%，聚集性病例发生时间主要集中在4~7月，主要病原为EV71和A组柯萨奇病毒16型。

2011年河南省共报告手足口病病例59 568例，发病率为63.35/10万，其中重症病例3 693例，死亡23例。发病高峰期主要集中在3~6月，以5岁以下儿童发病居多，散居儿童为主，病原学监测结果显示主要为EV71，阳性率可达58.55%，重症病例中EV71阳性率82.88%，死亡病例中EV71阳性率77.78%，聚集性疫情主要为发生10例以下病例的小型聚集，未发生暴发和死亡。

二、对儿童健康的危害

从手足口病流行以来，由EV71感染引起的手足口病在世界各国先后出现暴发和流行。由于手足口病的流行病学特点，尤其多发生于5岁以下患儿，给儿童健康带来了较大的危害。1998年中国台湾地区EV71流行期间，Huang等针对44例神经系统感染者进行了分析，根据神经系统受累的程度，他们将脑干脑炎按严重程度分为3级：Ⅰ级表现为肌阵挛和共济失调，可恢复，5%的患儿留下永久性神经系统后遗症；Ⅱ级表现为肌阵挛、共济失调和脑神经麻痹，20%的患儿有神经系统后遗症；Ⅲ级表现为中枢神经系统并发症和急性心肺功能衰竭，80%的患儿死亡，存活者全都有严重神经系统后遗症。EV71感染引起的手足口病普通型预后好，治愈后不留后遗症，出现并发症，尤其是中枢神经系统严重并发症者可出现后遗症。后遗症主要有三大表现：运动功能障碍、呼吸功能障碍和神经发育迟缓。较高的病死率和致残率是重型手足口病对儿童健康危害的主要表现。

三、对家庭、社会的影响

由于手足口病的流行病学特点，对患儿及其家庭带来身心伤害和经济损失的同时，也对社会经济发展和教育带来了相应的影响。手足口病多表现为幼托机构、村庄和家庭聚集性发病，其中幼托机构等集体单位聚集性病例疫情集中在 4~7 月，8 月逐渐减少，9 月再次有一小高峰，主要受放假和开学影响。对于农村地区而言，环境卫生条件较差，发生聚集性病例主要是与环境中有病毒污染和人群间频繁密切接触有关。家庭内传播也是发生聚集性病例的主要方式，但我国报道家庭内聚集性病例并不多见，可能与大龄人群感染症状较轻及我国计划生育政策等因素影响有关。例如，中国 2008—2009 年，共发生聚集性病例疫情 477 起，幼托机构发生疫情 389 起，占总数的 81.21%，村庄发生疫情 47 起，占总数的 9.81%。在手足口病暴发流行期间，幼托机构和教育中心停课或暂时关闭，对旅游业和社会公共活动也造成了相当大的影响，同时给家庭、社会带来了一定的紧张和恐惧心理，影响了人们正常的工作和生活。手足口病是可以得到有效预防和控制以及绝大多数能治愈的传染病，加强卫生宣传教育工作和做好幼托机构、村庄、家庭、儿童个人的卫生工作，可以有效地预防手足口病的感染。

第二章　流行病学

第一节　流行病学概况

一、全球流行概况

手足口病是全球性传染病，世界大部分地区均有此病流行的报道。1957年新西兰首次报道，1958年加拿大 Robinson 医生从手足口病患儿粪便和咽拭中分离出柯萨奇病毒，1959年在英国提出 HFMD 命名。早期发现的手足口病的病原体主要为 A 组柯萨奇病毒 16 型，手足口病与 EV71 感染有关的报道则始于 20 世纪 70 年代初，1969年 EV71 在美国被首次确认。此后 EV71 感染与A 组柯萨奇病毒 16 型感染交替出现，成为手足口病的主要病原体。

澳大利亚和美国、瑞典一样，是最早出现 EV71 感染的国家之一。1972—1973 年、1986 年和 1999 年澳大利亚均发生过 EV71 流行，重症患儿大多伴有中枢神经系统症状，一些患儿还有严重的呼吸系统症状。

20 世纪 70 年代中期，保加利亚、匈牙利相继暴发以中枢神经系统症状为主要临床特征的 EV71 流行，仅保加利亚就超过 750 例发病，149 人致瘫，44 人死亡。

英国 1994 年第四季度暴发了一起由 A 组柯萨奇病毒 16 型引起的手足口病流行，监测哨点共观察到 952 个病例，为该国有记录以来的最大一次。患儿大多 1~4 岁，大部分患儿症状平和。该国 1963 年以来的流行病资料数据显示，该病流行的间隔为 2~3 年。其他国家如意大利、法国、荷兰、西班牙、罗马尼亚、巴西、加拿大、德国也经常发生由各型柯萨奇、埃可病毒和 EV71 引起的手足口病。

20 世纪 90 年代后期，EV71 开始肆虐东亚地区。1997 年马来西亚发生了主要由 EV71 引起的手足口病流行，4~8 月共有 2 628 例发病，仅 4~6

月就有 29 例患儿死亡。死者平均年龄 1.5 岁，病程仅 2 d，100% 发热，62% 手足皮疹，66% 口腔溃疡，28% 病症发展迅速，17% 四肢软瘫，17 例胸片显示肺水肿。有报道认为马来西亚的 EV71 感染可能与澳大利亚有关，因为此次流行前曾有澳大利亚移民感染 EV71。

2001 年在澳大利亚南部同样发现有大量 HFMD 和数例重症脑脊髓炎病例报告。同期资料显示也有相当数量患儿为 A 组柯萨奇病毒 16 型感染。2000 年秋季新加坡发生了大规模手足口病流行，有 4 名儿童死于肺部并发症，全国的幼儿园为此曾一度关闭。新加坡曾在 1970 年首次发生手足口病，此后在 1972 年、1973 年、1981 年和 1997 年均有流行。

2005 年越南胡志明市儿童医院共报告手足口病患儿 764 例，411 例（53.8%）分离出肠道病毒，其中 173 例分离到 EV71，214 例分离到 A 组柯萨奇病毒 16 型，在所鉴定出的 EV71 感染患儿中 51 例（29.5%）伴有急性神经系统病变，3 例（1.7%）死亡。2007 年、2008 年胡志明市手足口病暴发。

二、国内流行概况

我国自 1981 年在上海发现本病以后，北京、河北、天津、福建、吉林、山东、湖北、广东等十几个省（市）均有报道。1995 年武汉病毒研究所从手足口病患儿中分离出 EV71 病毒，1998 年深圳市卫生防疫站从患儿分离出 2 株 EV71 病毒。

1995 年 3 月至 9 月，丹东地区暴发手足口病，幼儿园中发病较多，家庭中亦有散在发病。门诊患儿 368 例，5 月、7 月为两个发病高峰期。自 1999 年以来，我国广东、福建、上海、重庆等地区报告局部流行 EV71 感染，发现 EV71 是我国南方地区 HFMD 的主要病原之一，我国内地的 EV71 毒株在种系进化上有较高的同源性，与我国台湾地区大部分分离株亦有 90% ~91% 的核苷酸同源性。

2001 年徐州市，柯萨奇 B5 型为主，住院人数 2 193 人，死亡 7 例，波及安徽等邻近地区。2002 年 6 ~8 月，苏州市儿童医院收治 300 多例手足口病患儿。2006 年全国共报告手足口病 13 637 例。全国 31 个省、自治区、直辖市均有病例报告。

我国手足口病疫情近年呈明显上升趋势，根据国家疾病预防控制中心（CDC）统计，2007 年至 2008 年全国发病患儿数分别为 85 844 例和 488 955 例，到 2009 年全国发病患儿数超过百万例，达 1 155 525 例。2010 年手足口病的流行趋势更为严峻，截至 7 月 31 日，中国大陆累计报告手足口病病例 1 346 502 例。

2009 年 4 月至 2009 年 10 月期间，手足口病在河南省豫东地区出现流行暴发，以商丘地区尤为严重。与以往不同的是，这次豫东地区流行不但范围广、病例多，且重症病例大幅度增加。由此引起国家卫生部、河南省卫生厅及新闻媒体高度重视，并加强监管、预防和控制措施。由于豫东地理位置特殊，位于豫、鲁、苏、皖四省交界处，交通便利，人流量大，导致患儿人群更加复杂。2009 年 4 月卫生部部长陈竺莅临河南商丘地区视察手足口病流行状况并给予指示与指导。

2015 年以来，国家卫计委在全国推进手足口病疫情防控工作，启动周报制度，加强疫情监测会商，认真梳理薄弱环节，及时调整部署疫情防控策略，对福建、湖北等 10 个重点省份开展手足口病等重点传染病防控调研督导，有效推动各地疫情防控工作的落实，取得了明显成效：2015 年 1 月 1 日至 8 月 2 日，全国累计报告手足口病病例数、重症数及死亡数较 2014 年同期分别下降 37%、60%、76%，显著低于 2012—2014 年同期水平。

第二节　传染源

EV71 手足口病的传染源是患儿和隐性感染者。潜伏期为 2~7 d，流行期间，患儿是主要传染源。患儿在发病 1~2 周自咽部排出病毒，3~5 周从粪便中排出病毒，疱疹液中含大量病毒，破溃时病毒即溢出。带毒者和轻型散发病例是流行间歇和流行期的主要传染源。

第三节　传播途径

EV71 手足口病传播方式多样，该病主要是通过粪–口途径和（或）呼吸道飞沫传播，以及人群密切接触传播，接触传播主要是通过人群间接密切接触传播。其中污染的手是传播中的关键媒介。

粪–口途径（消化道传播）：被患儿粪便污染的手、毛巾、手绢、牙刷、玩具、奶具、床上用品、内衣等均可造成本病传播。接触被病毒污染的水源是重要粪－口传播途径。

接触传播：EV71 可以通过接触患儿的唾液、疱疹液传播。

呼吸道传播：EV71 型手足口病患儿咽喉分泌物、唾液中的病毒可通过唾液、飞沫传播。

医源性传播：交叉感染，口腔器械消毒不合格是造成 EV71 传播的原因之一。

第四节　易感人群

人群对肠道病毒 EV71 型普遍易感，以隐性感染为主。显性感染和隐性感染后可获得特异性免疫力，持续时间尚不明确。成人大多已通过隐性感染获得相应抗体，因此，手足口病患儿主要为学龄前儿童，尤以≤3 岁年龄组发病率最高。4 岁以下婴幼儿是本病主要易感人群，易感性随年龄增长而降低。感染后可获得免疫力（局部抗体和中和抗体），EV71 各型间无交叉保护，病例再感染发生率为 3%。

第五节　流行特征

一、流行季节

手足口病一年四季均可发生，但有明显的季节高峰，不同地区的流行高峰存在差异，3～4 月开始增多，夏季达高峰，冬季发病较少。根据日本、英国等亚洲、欧洲国家发病资料，该病有周期流行特点，间隔 2～4 年。本病常呈暴发流行后散在发生，该病流行期间，幼儿园和托儿所易发生集体感染。家庭也有此类发病聚集现象。此病传染性强，传播途径复杂，流行强度大，传播快，在短时间内即可造成大流行。

二、人群分布

该病主要发生在学龄前儿童，主要是幼托儿童和散居儿童。报告显示：

1 359例手足口病中，男性873 例，女性486 例，男性发病率为2.42%，女性发病率为1.14%。男女比例为 1.8∶1，差异有统计学意义（P<0.01）在年龄分布中，年龄越小，发病率越高，年龄最小的只有 12 d，最大的 17 岁，尤以≤3 岁年龄组发病率最高。调查结果显示其发病在年龄、性别、地区方面差异有统计学意义，原因可能与易感程度、感染机会、人口居住密集程度等有关。婴幼儿发病率高，男性高于女性，农村高于城市。有时短时间内造成较大范围的流行。

三、地区分布

该病全球范围分布手足口病分布极广泛，无严格地区性，在全球范围均有分布，主要集中在热带、亚热带、温带地区。地处亚热带，气候炎热潮湿，人口基数大，流动人口多，是手足口病的高发地区。气候在肠道病毒循环和流行中是一个重要因素。卫生条件较差的农村高于城市。近年来，我国山东、上海、北京、河南、河北、江苏、辽宁、四川、内蒙古等十余个省份数十万儿童患手足口病。

四、近年 EV71 手足口病的流行特征

近年来，EV71 的流行在亚洲地区呈上升趋势，日益受到人们的关注。EV71 易在温暖潮湿的环境中生存与传播。EV71 的流行多见于夏、秋季节，多发生于 4 岁以下儿童，也偶尔见到成人病例的报道。目前人类是 EV71 病毒唯一已知的自然宿主，病毒主要通过人群之间的密切接触进行传播，人群密集处易发生暴发流行。另外病毒也可经过被感染者的口鼻分泌物、飞沫等传播，如 Tseng 等认为飞沫传播是引起 2000—2005 年我国台湾地区 EV71 播散的重要途径。

EV71 流行范围已遍布全球，EV71 型感染暴发有两种形式：病死率低的小暴发和高病死率的大暴发，呈现局域性流行状态。但是在不同时期、不同地区 EV71 所引起的临床症状是多种多样的。

第三章　临床表现

第一节　症状和体征

一、潜伏期

EV71 型手足口病的潜伏期一般为 2～7 d，最长可达 12 d。常见于 4 岁以下儿童，以 3 岁以下年龄组发病最高，成人与年长儿也可发病。一般潜伏期患儿无明显临床症状，但可以从血液、粪便、咽部检出 EV71。大部分患儿感染后不发病，形成无症状感染或隐性感染，也可出现打喷嚏、咳嗽、流涕等感冒症状，或出现食欲减退、恶心、呕吐、腹痛等胃肠道症状，一般持续 12～36 h。3 岁以下婴幼儿感染后发病率高，会出现各种表现，如发热、口腔疱疹等。无论是否有症状，感染后粪便排出病毒可持续 7～11 周，呼吸道排出病毒可持续 1～3 周。

二、一般表现

手足口病一般四季均可发病，以春、夏季较多见。主要症状表现为手、足、口腔等部位的斑丘疹、疱疹。少数病例可出现脑膜炎、脑炎、脑脊髓炎、肺水肿、循环障碍等，多由 EV71 感染引起，致死原因主要为脑干脑炎及神经源性肺水肿。多数患儿急性起病，约半数于发病前 1～2 d 或发病同时有发热，全身不适，查体可见患儿口腔黏膜、手、足和臀部等部位出现疱疹、斑丘疹。患儿常有烦躁、哭闹、食欲减退、咳嗽、流涕、恶心、呕吐等症状。患儿可因口腔溃疡疼痛流涎拒食。发热、皮疹和口腔溃疡一般一周内自愈，皮疹消退后一般不遗留痕迹。临床症状不一定在同一患儿全部出现，部分病例仅表现为皮疹或疱疹性咽峡炎，一般经过治疗，预后良好。少数患儿可以并发无菌性脑膜炎、脑炎、脑干脑炎、急性松弛性瘫痪等，部分中枢神经系统受累患儿可引起肺水肿、肺出血和心肺衰竭等，具有较高的病死率和致残率。

（一）皮疹特点

（1）主要侵犯手、足、口腔等部位，亦可见于臀部及肛门附近，偶可见于躯干及四肢，数日后干涸、消退，皮疹无瘙痒，无疼痛感。

（2）疱疹周围可有炎性红晕，疱内液体较少，皮疹呈离心性分布，四肢多见。

（3）常孤立存在，很少融合，集簇出现。

（4）疹子不像蚊虫咬、药物疹、口唇疱疹、水痘，所以又称"四不像"。

（5）具有不痛、不痒、不结痂、不结疤的"四不"特征。

（二）皮疹形态

（1）颜色接近皮肤或稍红，触诊是实性皮疹，有质感，稍突出的小皮疹。手足等远端部位出现或平或凸的斑丘疹或疱疹，斑丘疹在 5 d 左右由红变暗，然后消退。

（2）疱疹呈圆形或椭圆形，扁平凸起，如黄豆、米粒大小，质地较硬，周围有红晕，疱内液体较少，液体浑浊，长径与皮纹走向一致，一般 5 ~ 10 d消退。

（3）口腔黏膜出现散在疼痛性粟粒至绿豆大小水疱。口腔里的水疱很快破溃而形成灰白色的小点或灰白色的一层膜，其周围有红晕，在灰白色的膜下可以见到点状或片状的糜烂面。

在 EV71 感染流行期间，少数患儿无手足口皮疹，仅表现为疱疹性咽峡炎。疱疹性咽峡炎也多见于柯萨奇病毒，特别是 A 组 2 ~ 10 型感染，但单纯根据临床表现无法区分病毒类型，该病特征为急起的发热和喉痛，在软腭的后部、咽、扁桃体等处可见红色的晕斑，周围有特征性的水疱疹或白色丘疹（淋巴结节），大多数为轻型病例。

小儿疱疹性咽峡炎如单独发生，常无全身症状。咽部疼痛，影响吞咽。婴幼儿患病后常表现为进食吞咽时疼痛、吞咽困难、拒食，常常伴有胃肠道症状，如厌食、呕吐，有时伴有发热。查体咽峡部有特征性疱疹和溃疡，病初可见咽峡部充血，伴有灰白色疱疹，直径 2 ~ 4 mm，2 ~ 3 d 后疱疹破溃形成黄色溃疡，常呈长条状排列，也可看到双侧咽部溃疡。疱疹或溃疡多少不等，一般在 5 ~ 20

个，分布于扁桃体前柱、软腭、腭垂黏膜上，很少见于牙龈和颊黏膜，这与单纯疱疹病毒引起者不同。本病不伴有局部淋巴结肿大，全身症状和咽部体征一般在 5~7 d 自愈，很少出现并发症。疱疹性咽峡炎更多见于柯萨奇病毒，特别是 A 组 2~10 型感染，但单纯根据临床表现无法区分病毒类型。

三、重症表现

1. 神经系统表现　精神差、嗜睡、易惊、头痛、呕吐、谵妄甚至昏迷；肢体抖动、肌阵挛、眼球震颤、共济失调、眼球运动障碍；无力或急性弛缓性麻痹；惊厥。查体可见：脑膜刺激征、腱反射减弱或消失、巴氏征等病理征阳性。

2. 呼吸系统表现　呼吸浅促、呼吸困难或节律改变，口唇发绀，咳嗽，咳白色、粉红色或血性泡沫样痰液；肺部可闻及湿啰音或痰鸣音。

3. 循环系统表现　面色苍灰、皮肤花纹、四肢发凉、指（趾）发绀；出冷汗；毛细血管再充盈时间延长。心率增快或减慢，脉搏浅速或减弱甚至消失；血压升高或下降。

第二节　临床分期

一、第 1 期（手、足、口出疹期）

主要表现为发热，手、足、口、臀等部位出疹（斑丘疹、丘疹、小疱疹），可伴有咳嗽、流涕、食欲减退等症状。部分病例仅表现为皮疹或疱疹性咽峡炎，个别病例可无皮疹。此期病例属于手足口病普通病例，绝大多数病例在此期痊愈。

二、第 2 期（神经系统受累期）

少数 EV71 感染病例可出现中枢神经系统损害，多发生在病程 1~5 d内，表现为精神差、嗜睡、易惊、头痛、呕吐、烦躁、肢体抖动、急性肢体无力、颈项强直等脑膜炎、脑炎、脊髓灰质炎样综合征、脑脊髓炎症状体征。脑脊髓检查为无菌性脑膜炎改变。脑脊髓 CT 扫描可无阳性发现，MRI检查可见异常。此期病例属于手足口病重症病例重型，大多数病例可痊愈。

三、第 3 期（心肺功能衰竭前期）

多发生在病程 5 d 内。目前认为可能与脑干炎症后植物神经功能失调或交感神经功能亢进有关，亦有学者认为 EV71 感染后免疫性损伤是发病机制之一。本期病例表现为心率、呼吸增快，出冷汗、皮肤花纹、四肢发凉，血压升高，血糖升高，外周血白细胞（WBC）升高，心脏射血分数可异常。此期病例属于手足口病重症病例危重型。及时发现上述表现并正确治疗，是降低病死率的关键。

四、第 4 期（心肺功能衰竭期）

病情继续发展，会出现心肺功能衰竭，可能与脑干脑炎所致神经源性肺水肿、循环功能衰竭有关。多发生在病程 5 d 内，年龄以 0～3 岁为主。临床表现为心动过速（个别患儿心动过缓），呼吸急促，口唇发绀，咳粉红色泡沫痰或血性液体，血压持续降低或休克。亦有病例以严重脑功能衰竭为主要表现，肺水肿不明显，出现频繁抽搐、严重意识障碍及中枢性呼吸循环衰竭等。此期病例属于手足口病重症病例危重型，病死率较高。

五、第 5 期（恢复期）

1. 一般特征　发热、意识障碍、意识模糊、肢体瘫痪、流涎、呼吸道分泌物多、咳嗽反射弱、吞咽障碍、失语、尿潴留、食欲亢进或减退、烦躁等。

2. 神经系统改变　嗜睡、昏迷、惊厥、烦躁、梦魇、行为异常、表情淡漠、缄默不语、主动运动少、定向力差、记忆力减退、不会示意大小便、智力倒退、失语或语言障碍等；肢体感觉障碍、肌张力异常、关节活动度差、肌肉萎缩；偶见有震颤、抽搐、双眼内外斜视、散光、视力下降等。

第四章　医院感染预防与控制

第一节　消　毒

【基本概念】

1. 消毒（disinfection）　清除或杀灭传播媒介上病原微生物，使其达到无害化的处理。

2. 消毒剂（disinfectant）　能杀灭传播媒介上的微生物并达到消毒要求的制剂。

3. 有效氯（available chlorine）　与含氯消毒剂氧化能力相当的氯量，其含量用 mg/L 表示。是衡量含氯消毒剂氧化能力的标志。

4. 终末消毒（terminal disinfection）　传染源离开疫源地后，对疫源地进行彻底消毒。如传染病患儿出院、转院或病死后，对其所住病室进行的最后一次消毒。

5. 随时消毒（concurrent disinfection）　疫源地内有传染源存在时进行的消毒。其目的在于及时杀灭或清除患儿排出的病原体。

6. 预防性消毒（preventive disinfection）　对可能受到病原微生物污染的物品和场地所进行的消毒。

【消毒概述】

1. 消毒剂的选择　EV71 无脂质被膜，对一般理化因素抵抗力强，抗乙醚、耐低温、耐酸；亲脂性消毒剂（如酒精）对其无消毒作用。卫生部《手足口病预防控制指南（2009）》和中国台湾《肠道病毒防治工作手册》提示"75%酒精、5%的来苏儿不能将其灭活"，而对氧化剂（游离氯、高锰酸钾等）非常敏感，对热（50 ℃以上）、干燥和紫外线都较敏感，也可被甲醛、酚和放射线灭活，故可选择如含氯（溴）消毒剂、二氧化氯、碘伏、过氧化氢、过氧乙酸、戊二醛等进行消毒，由于消毒剂有一定的腐蚀作用，在使用时应考虑到对消毒对象的使用价值和造成环境污染等问题。目前较常采用含氯消毒剂进行消毒处理。含氯消毒剂是指在水中能产生具有杀菌活性的次氯酸的一类化学消毒剂。含氯消毒剂杀灭微生物的能力与其有效氯含量呈正比，所以此类消毒剂的使用浓度均按有效氯含量计算。

2. 含氯消毒液的配制　根据产品有效氯含量，按稀释定律，用蒸馏水稀释成所需浓度。使用前按产品使用说明书要求，配制所需浓度，配置后用试纸法监测浓度是否达到要求。例如，需要配置含有效氯 1 000 mg/L，1 000 mL，应如何配置？首先查阅产品说明书，若每片含有效氯 500 mg，取 2 片放入装有 1 000 mL 蒸馏水的容器内 5～10 min，稍搅拌溶解即成。以此类推，放 4 片就配成含有效氯 2 000 mg/L 的消毒液。为了方便临床日常配置消毒剂，在首次配置时需要在盛放消毒剂的容器上标出所需要的溶液量位置，如 2 000 mL、5 000 mL……即用量杯测量出所需溶液量的位置，并分别在容器上做出标识，以后每次配置时，只需直接接水至所需位置的量，加入消毒片即可，无须每次再用量杯测量所需水量，计算消毒片数目，省时省力。漂白粉中有效氯的含量一般按照有效氯 25% 计算，4 g 漂白粉放入 1 000 mL 水中至全部溶解，即为 1 000 mg/L 的消毒液。市场上销售的有次氯酸钠消毒液，查看其有效氯的含量后进行配置，常见含有效氯 5% 左右，1 000 mL 水加入 20 mL 消毒液即配成为 1 000 mg/L 的消毒液。

3. 消毒方法　浸泡法、擦拭法、喷洒法、干粉消毒法。使用浸泡法消毒 EV71 污染对象时，应将待消毒的物品浸没于装有含氯消毒剂溶液的容器中，加盖。用含有效氯 500 mg/L 的消毒液浸泡 15 min。大件物品或其他不能用浸泡消毒的物品用擦拭消毒，消毒所用的浓度和作用时间同浸泡法。EV71 污染对象为一般的物品表面，如门把手、床围栏、桌椅台面、水龙头等，用含有效氯 500 mg/L 的消毒液均匀喷洒消毒，作用 15 min；喷洒后有强烈的刺激性气味，人员应离开现场，必要时用清水擦拭干净以免腐蚀损坏。对分泌物、排泄物的消毒，用含氯消毒剂干粉加入分泌物排泄物中，使有效氯达到 10 000 mg/L，搅拌后作用大于 2 h。医院有污水处理系统的，应达到 GB18466 要求标准后排放，其余氯量应达到 6.5 mg/L。

4. 使用消毒剂的注意事项

（1）配置消毒剂时应戴口罩、手套，做好个人防护。

（2）粉剂应于阴凉处避光、防潮、密封保存；水剂应于阴凉处避光、密闭保存，放置在儿童不易触及的地方。

（3）使用消毒液应现用现配，使用时限≤24 h。

（4）使用的消毒剂应有卫生许可证，卫生安全评价报告。

（5）使用消毒剂前详读说明书。一般消毒剂具有毒性、腐蚀性、刺激性。消毒剂应在有效期内使用，切忌内服。

（6）未加防锈剂的含氯消毒剂对金属有腐蚀性，不应做金属器械的消毒，用加防锈剂的含氯消毒剂对金属器械消毒后，应用无菌蒸馏水冲洗干净，干燥后使用；含氯消毒剂对织物有腐蚀和漂白作用，不应做有色织物的消毒。

（7）由于微生物可借助细菌凝聚和外部材料抵抗消毒剂，细菌一旦形成群落，包裹在里面的微生物可通过多种方式抵抗消毒剂。有机物的存在可干扰消毒剂的作用。因此，使用消毒剂消毒前应严格对所消毒物品的清洗工作，在清洁的基础上使用消毒剂消毒尤其重要。

【居家隔离治疗的消毒措施】

EV71 感染至手足口病病例，无论有无临床症状，都应进行早期医学观察和治疗，以便于重症病例早发现、早诊断、早治疗。遵医嘱采取居家治疗的患儿，做好居家隔离的消毒和防护是手足口病防控的重要内容。

1. 玩具消毒　患儿的玩具应每天先清洁后消毒，清洗后在阳光下暴晒2 h 以上或用含有效氯 500 mg/L 的消毒液擦拭或浸泡消毒 30 min；为减少对玩具的腐蚀，可选用碘伏消毒液原液擦拭；居家儿童不应和其他儿童交换玩具。

2. 织物消毒　织物包括患儿使用的衣物、床单、浴巾、枕巾，以及抹布、地巾（拖把头）等，患儿的衣服需要单独清洗，至少在阳光下曝晒 2 h 以上，或用含有效氯 500 mg/L 消毒液浸泡 30 min 后，再次清洗；毛巾和其他擦患儿的浴巾等用品应每次清洗后煮沸 20～30 min，尿布也要每次清洗消毒再用，可用一次性尿布。

3. 奶瓶和食具消毒　患儿的奶瓶、奶嘴及配奶器具应充分清洗后，用含有效氯 250 mg/L 的消毒液浸泡 30 min 后，再用清水冲洗干净。可清洗干净后采用煮沸消毒 20 min 后使用；食具每日煮沸消毒或用消毒柜消毒。

4. 卫生洁具消毒　患儿个人卫生用品专人专用；洗手池、浴盆等每次用后要先清洗后消毒，可用含有效氯 500 mg/L 的消毒液浸泡、擦拭消毒。

5. 家居表面的消毒　每日对地面、水龙头、门把手、床栏、桌椅台面等物体表面用含有效氯 500 mg/L 的消毒液擦拭消毒，再用清水擦干净。

6. 室内空气卫生　应保持室内空气流通、清新；应注意每日开窗通风 2~3 次，每次不少于 30 min。

7. 呕吐物、排泄物消毒　患儿的呕吐物、粪便等最好用固定容器收集，可用 1:1 含有效氯 2 000 mg/L 的消毒剂、1:1 生石灰或加入 1/5 的漂白粉，搅拌均匀作用 60 min 后倒入抽水马桶，地面污染时，先用漂白粉覆盖，作用 60 min 后清理。

使用后的便器先清洁，后消毒，用含有效氯 1 000 mg/L 的消毒剂浸泡 60 min 后洗净、晾干备用。

8. 做好手卫生　饭前便后应及时洗手，接触患儿的分泌物、排泄物要戴口罩和手套，处理后手套去除后应洗手，戴手套不能代替洗手。

【EV71 污染的医疗器械、器具消毒】

（1）配备足够的体温测量器具如体温表、耳温计等，满足发热患儿的门诊量，体温表做到一人、一用、一清洁、一消毒，可使用含有效氯 500 mg/L 的消毒液浸泡消毒 30 min，清水冲净擦干备用。避免使用口腔温度计及肛表，不便于消毒。

（2）尽可能使用一次性压舌板；非一次性压舌板应一人、一用、一清洁、一消毒，首选采用压力蒸汽灭菌。

（3）在诊疗、护理患儿过程中所使用的非一次性仪器、医疗物品如血压计、听诊器等先清洁后消毒，可使用含有效氯 500 mg/L 的消毒液擦拭或浸泡消毒 30 min，清水冲净，干燥备用。可复用喉镜一人、一用、一清洗、一消毒备用，应注意在清洗消毒时使用含有效氯 1 000 mg/L 消毒剂擦拭消毒后自然干燥，清水擦拭干净后用 75% 酒精消毒后存放于清洁消毒后的密闭容器内备用。其他可复用的医疗器械器具由消毒供应中心统一处理。

（4）对于 EV71 感染重症患儿，医疗器械、设备应专人专用，或一用、一清洁、一消毒或灭菌；应加强无菌操作技术和呼吸机附属物品的消毒。呼吸机管道、湿化瓶、简易复苏器不必过于频繁更换，应每周更换，由消毒供应中心统一集中消毒处理，如果遇到污染即肉眼可见呼吸道分泌物污染时，应随时更换并清洁消毒处理。

（5）一次性使用医疗用品（如呼吸机螺纹管、面罩、简易呼吸器及附件等）严禁重复使用。

（6）对于留置导尿管的患儿，应配备专用收集尿液的容器，使用后及时清洁、消毒处理。

【手足口病（EV71 感染）收治病区的环境、物品的消毒】

（1）空气消毒：合理设置就诊和留观场所，加强病房和诊疗场所的通风换气，在无人情况下可对空气采用紫外线照射消毒时间大于 30 min，有人情况下使用空气消毒器等进行空气消毒。消毒时应关闭门窗，消毒器的进风口、出风口不应有物品覆盖或遮挡，消毒器的检修与维护应遵循产品的使用说明。循环风紫外线空气消毒器或静电吸附式空气消毒器或获得消毒产品卫生许可批件的空气消毒器，所用消毒器循环风量（m^3/h）应至少是房间体积的 8 倍，机器内严禁进水。总之能使消毒后的空气中的细菌总数 ≤4 cfu/（5 min，直径 9 cm 平皿）获得消毒产品卫生许可批件的其他空气消毒产品均可。不建议采用喷洒消毒剂对室内空气进行消毒。

（2）环境表面的清洁与消毒：首先应有清洁单元的概念，在终末清洁与随时清洁时，以邻近某一患儿的相关高频接触表面为一个清洁单元，如该患儿使用的病床、床边桌、监护仪、呼吸机、微泵等视为一个清洁单元。清洁工作所使用的清洁工具如拖布、抹布、清洁容器等与清洁剂、消毒剂应按单元使用，使用后的清洁工具应清洁消毒后，用于下一个清洁单元。被 EV71 污染的环境表面，在医院内的具有流行病学意义的病原体的传播中起着重要的作用，应加强病房环境的清洁与消毒。每日对 EV71 感染患儿频繁接触的物体表面，如床头柜、门把手等用含有效氯 500～1 000 mg/L 消毒剂擦拭 2 次，如遇污染随时清洁消毒。特别对 ICU 收治的重症 EV71 感染患儿，其床表面与治疗车表面是最危险的，应加强清洁与消毒，可增加消毒剂的浓度或增加消毒的频次。也可用一次性消毒湿巾对环境物表的清洁与消毒工作由"两步法"的实践改进为"一步法"完成，该产品为一次性使用卫生用品。评价环境表面清洁，通常采用视觉来审查清洁的质量，即目测法；可以使用荧光标记，有计划地标记在尚未清洁消毒的物品、环境表面上，以考核环境表面的清洁质量；目前，ATP 生物荧光技术已经广泛用于医院环境卫生质量的考核。值得注意的是使用含氯消毒剂，需待表面干燥后方可使用 ATP 检测。总之，无论采取什么方法进行清洁消毒质量检查，应有医院流行病学或医院感染管理专家及由他们指定的人员来进行检查，保证清洁消毒的质量。

（3）衣服消毒：病原体对紫外线敏感，不耐热，50 ℃可以杀灭病原体。阳光下暴晒2 h或煮沸消毒20 min，被服中心或医院的洗衣房应采用专机洗涤、医务人员工作服与病员服应分机洗涤，首选热洗涤方法，在密闭状态下进行洗涤与消毒；如果洗涤设备污染后，衣服等织物每次投放洗涤设备后，应立即选用有效氯对其设备舱口门，即附近区域进行擦拭消毒。常规氯漂和加温程序可有效杀灭医务人员工作服、病员服中可能污染的肠道病毒，也可用含有效氯500～1 000 mg/L浸泡30 min后清水冲洗。

（4）餐（饮）具的消毒：首选煮沸消毒20～30 min，也可用含有效氯250 mg/L的溶液浸泡30 min后清水冲洗。奶瓶、奶嘴应一人一用一灭菌，奶瓶、奶嘴、盛放器等奶具清洗、干燥后，经压力蒸汽灭菌后备用；若为母乳喂养者，在哺乳前后认真实施手卫生。

（5）抹布、拖把的消毒：建议采用微细纤维材料的抹布和地巾，使用扁平型可脱卸式地巾逐步替代传统固定式拖把。使用后清洁，再采用含有效氯1 000 mg/L的溶液，浸泡30 min后清水冲洗，悬挂晾干备用。严禁"重复浸泡"，即清洁操作中不应将使用过的，或被污染的抹布、拖把、地巾等清洁用品，未经有效复用处置，重复浸泡至使用中的清洁与消毒溶液中。抹布、地巾的数量、复用处置设施应满足环境清洁卫生的需要。抹布、地巾复用处置方式包括手工清洗和机械清洗消毒。拖把（地巾）分区域、分室使用，分池（桶）涮洗。

（6）对频繁接触、易污染、难清洁与消毒的表面，可采取屏障保护措施，如采用铝箔、塑料薄膜等覆盖其表面，实行"一用一换"，使用后的屏障物按医疗废物处置。

（7）对不耐湿热的书籍等，用紫外线灯近距离照射30 min，抹布一桌一用一清洗、消毒。

（8）清洁消毒时，应有序进行，由外到内，由上而下，由轻度污染到重度污染。

（9）清洁用品如抹布、地巾、水桶、家政手套等实行颜色编码管理，建议红色——卫生盥洗室，黄色或白色——患儿单元，蓝色——公共区域。

（10）实施清洁与消毒时应做好手卫生和个人防护，一旦发生患儿血液、排泄物、分泌物等体液污染时，应立即采取清洁与消毒措施。

（11）对于少量（＜10 mL）的溅污，可先清洁再消毒；或使用消毒湿巾直接擦拭；对于大量的（≥10 mL）的溅污，应先采用可吸附的材料（如纸巾、布巾）覆盖在污染物上，去除污物后，再实施清洁和消毒措施；一般使用含有效氯 2 000 mg/L 的消毒液消毒。

（12）终末清洁与消毒时，应对复合的目标进行分解后，再开展清洁与消毒实践，如病床的终末清洁与消毒前，应在撤除所有的床上用品后，对裸露的床架，由上而下进行彻底清洁与消毒；如床头柜的终末清洁与消毒，应先逐个清空抽屉内部物品后，由里到外、由上而下进行清洁与消毒。

（13）不应为达到消毒目的而在门诊、病房的出入口处放脚踏垫和喷洒消毒剂。研究表明此法不能有效降低环境微生物的浓度，反而有增加微生物污染的潜在危险。

【疫情流行季节，小学与托幼机构预防性消毒】

在手足口病流行期间，没有发生手足口病疫情的托幼机构和小学应做好预防性消毒工作，做好环境卫生及粪便无害化处理。保育员、教师要保持手部清洁，并教育指导儿童养成正确的洗手习惯。幼儿活动室、教室和宿舍等要保持良好通风。具体消毒如下。

1. 环境卫生　应无杂草、垃圾、积水及无滋生蚊、蝇、蟑螂等有害昆虫的滋生地，卫生应保持清洁。

2. 物表卫生　每日应湿式擦拭室内桌椅板凳、床头柜、地面。地面每日用干净的湿拖把拖地；每周末用含有效氯 500 mg/L 消毒液擦拭、拖地 1 次。

3. 玩具卫生　保持清洁，可在阳光下暴晒 4 h 以上。每周进行一次擦拭消毒，高档电动玩具、电子玩具等可用碘伏棉球擦拭消毒。

4. 卧室卫生　床围栏、门把手、水龙头、便器扶手、地面等每日用湿式擦拭 2 次，每周用含有效氯 500 mg/L 消毒液擦拭 1 次，然后用清水擦拭干净。

5. 个人用品　牙刷、毛巾、饮水杯等生活用品应个人专用并保持清洁。毛巾建议每日煮沸消毒；幼儿被褥、床垫每周暴晒一次，每次不少于 4 h，个人专用；寄宿制园所儿童脸盆应个人专用，用后清洗干净，保持清洁，每周浸泡消毒 1 次；洗手池每日清洗 2 次以上，每周消毒液擦拭消毒 1 次。

6. 洁具卫生　痰盂、便盆、尿壶每次使用后清水冲洗干净，每周用含有效氯 500 mg/L 消毒液浸泡 30 min，冲洗干净后备用。不提倡使用座便式便器，如使用，建议每次使用后进行擦拭清洁。抹布、拖把均应根据区域不同分别使用，并有标记，不得混用。用后及时清洗干净，晾干备用，必要时随时进行消毒处理。

【手足口病（EV71 感染）疫点消毒】

手足口病疫点的消毒应在当地疾病预防控制机构的指导下或专人及时进行消毒处理。在医院中对患儿的终末消毒由医院安排专人进行，并采取正确的消毒方法，且要做好个人防护，必要时应戴防护眼镜、口罩和手套等。

1. 消毒范围和对象 以病原体可能污染的范围为依据确定消毒范围和对象，对于 EV71 手足口病，主要是患儿排出的粪便和呕吐物，以及被粪便或被唾液、疱疹液污染的手而污染的织物、日用品、物体表面、家具等。一般不必对室外环境开展大面积消毒，防止过度消毒现象的发生。注意饮用水、污水、食品的消毒及卫生管理，环境卫生应保持清洁，粪便应无害化管理。必要时灭蝇、灭蚤、灭蟑螂后再消毒处理。加强对易感人群的保护。

2. 消毒持续时间 以其流行情况和病原体监测结果为依据确定消毒的持续时间。

3. 消毒措施

（1）居室地面、墙壁的消毒：对被污染地面、墙壁用含有效氯（溴）1 000 mg/L消毒剂溶液喷洒消毒，以湿润为度，连续消毒三次，每次间隔30 min。对各种墙壁的喷洒消毒剂溶液不宜超过其吸液量（泥土墙吸液量为150～300 mL/m^2，水泥墙、木板墙、石灰墙为100 mL/m^2）。地面消毒先由外向内喷雾一次，喷药量为 200～300 mL/m^2，待室内消毒完毕后，再由内向外重复喷雾一次。以上消毒处理，作用时间应不少于 15 min。

（2）饮食用具的消毒：食饮具煮沸消毒 30 min，也可用含有效氯 500 mg/L的消毒液浸泡 30 min 后再用清水冲洗干净。

（3）剩余食物的消毒：患儿的剩余食物煮沸 30 min 后倒弃。

（4）织物的消毒：耐热的衣服、床单等可煮沸 30 min，也可用含有效氯 500 mg/L 的消毒液浸泡 30 min 后清洗；也可选择在阳光下暴晒 4 h 以上。

（5）患儿的排泄物、呕吐物等最好用固定容器盛放，稀薄的排泄物、呕吐物，每 1 000 mL 可加漂白粉 50 g 或含有效氯 20 000 mg/L 消毒剂溶液 2 000 mL，搅匀放置 2 h。成形粪便不能用干漂白粉消毒，可用 20% 漂白粉乳剂（含有效氯 5%），或含有效氯 50 000 mg/L 消毒剂溶液 2 份加于 1 份粪便中，混匀后，作用 2 h。盛排泄物或呕吐物的容器可用含有效氯（溴）5 000 mg/L 消毒剂溶液浸泡 15 min，浸泡时，消毒液要漫过容器。被排泄物、呕吐物等污染的地面，用漂白粉或生石灰覆盖，作用 60 min 后清理。

（6）生活污水的消毒：按含有效氯 50 mg/L 消毒剂投加，作用 120 min 后倒入卫生间。

4. 被污染生活垃圾的消毒　可用含有效氯 1 000 mg/L 的消毒液喷雾消毒作用时间 120 min。

5. 医院污水　排放污水应达到 GB18466—2005《医疗机构水污染物排放标准》方可排放，医院应加强日常监测和记录。

第二节　隔离与防护

【基本概念】

隔离（isolation）是采用各种方法、技术，防止病原体从患儿及携带者传播给他人的措施。如隔离衣、裤、鞋、手套、帽子、护目镜、避物纸、利器盒等都是采取屏障隔离的原理。现有的隔离手段有区域隔离、类目隔离（接触隔离、飞沫隔离、空气隔离）、标准预防等。

标准预防（standard precaution）是针对所有患儿和医务人员采取的一组预防感染措施。包括手卫生，根据预期可能的暴露选用手套、隔离衣、口罩、护目镜或防护面罩，以及安全注射。也包括穿戴合适的防护用品处理患儿环境中被污染的物品与医疗器械。标准预防基于患儿的血液、体液、分泌物（不包括汗液）、非完整性皮肤和黏膜均可能含有感染性因子的原则。标准预防措施是指提供医疗服务时，假设所有患儿都可能具有传染性的一种观念。这种观念必须应用于每个患儿，无论其诊断如何以及是否真的有传染性。另外，标准预防是本着对患儿、医务人员和访视者共同负责所提供的高水平的预防，强调双向预防的原则，既要防止疾病从患儿传至医务人员，又要防止疾病从医务人员传给患儿；既要防止经血传播又要防止非经血传播疾病的传播。

个人防护用品（personal protective equipment，PPE）是单独或联合使用于保护医务人员避免接触感染性因子（保护黏膜、皮肤和衣服接触感染原）

的各种屏障用品，包括口罩、护目镜、防护面罩、手套、防水围裙、隔离衣、防护服等。所有使用的防护用品应符合国家医用标准，一次性用品严禁重复使用。医务人员在诊疗护理过程中可能接触血液或体液时需要穿戴个人防护用品，在诊疗护理操作结束或离开病房前应脱卸并丢弃个人防护用品，脱个人防护用品时应避免污染衣服和皮肤。

【隔离要求】

（1）EV71手足口病，按照丙类传染病管理要求，在实施标准预防的同时加强接触隔离的各项措施。

（2）建筑布局达到预防医院交叉感染和卫生学要求。应分区明确，标识清楚。设置合理的候诊区、诊室、留观室、治疗室、输液室、注射室及专用卫生间等，并保证通风良好，避免拥挤。隔离病区应分设医务人员通道与患儿通道，不交叉逆行。重症监护病房应设置治疗室、配奶室和沐浴室等。医务人员更衣、值班、库房及卫生处置与患儿诊疗区设实际隔断。

（3）落实预检分诊制度。疾病流行期间，应实行预检分诊，专辟诊室（台）接诊疑似手足口病患儿，引导发热出疹患儿到专门诊室（台）或指定门诊就诊。

（4）要培训乡镇卫生院和社区服务中心医务人员对手足口病的诊断与鉴别诊断能力。允许他们对轻症发热患儿进行甄别，避免大量普通感冒引起的发热患儿直接去县级以上医院就诊。

（5）对轻症而不需要特殊治疗的手足口病患儿，遵医嘱居家隔离、观察、治疗、休息，避免交叉感染。病情有变化时，及时到医院复诊。居家隔离者，要避免与社区的其他小孩密切接触。

（6）临床诊断病例应安置在隔离病区收治。EV71手足口病患儿与其他患儿应分室安置。同一间病房内不应收治其他非肠道病毒感染的患儿。疑似患儿最好住单间，有困难者，则应严格做好床旁隔离。床间距应在1.1 m以上，重症患儿建议单独隔离治疗；严禁将患儿搁置在病区内的走廊中，防止医院感染。如果同时存在需进行手术治疗的患儿，在手术前应与手术部进行沟通，安置在感染手术间进行，并尽量使用一次性物品，减少交叉感染的概率。

（7）应限制陪护人数。疾病流行期间，谢绝探视。

（8）严格掌握和实施合理的留观、出观、住院和出院的指征，减少或避免在医院的暴露时间。

（9）应根据当地疫情，在好发季节或流行期间结合医院收治手足口病患儿情况，因地制宜，科学、合理地制定消毒、隔离措施；制定并落实发热疱疹专门门诊、留观室、隔离病区及重症监护病房医院感染管理、消毒隔离制度。

（10）患儿产生的生活垃圾也属于医疗废物，双层包装袋达到 3/4 容量时，应及时打"鹅颈结"、用一次性锁扣等工具扎紧袋口，锐器应弃于利器盒内，达到 3/4 满时进行有效密封，防止被再次打开，专车密闭运送，集中处理。

【医务人员防护与手卫生】

（1）建立职业卫生安全防护制度及职业暴露应急处理预案并培训。强化标准预防的意识，发生职业暴露后立即报告登记，早报告、早处理。

（2）提供足够的符合要求的防护用品和设施。如提供足够的简便可行的洗手设施和用品、方法。应配脚踏、肘式或感应式非接触式水龙头开关，使用皂液替代固体肥皂；每床配置一瓶快速手消毒剂（非醇类）。有洗手流程的宣教、图示、擦手纸，按照手卫生指征，规范进行手卫生。

（3）应在标准预防的基础上实施接触隔离，必要时加飞沫隔离。

（4）进入隔离区域应佩戴一次性工作帽、外科口罩，更换隔离衣。脱去隔离衣前后，应认真实施卫生洗手或手消毒。

（5）诊疗、护理工作中或处理患儿排泄物、呕吐物及医疗废物有可能发生患儿血液、体液、分泌物、排泄物等喷溅时，须佩戴防护面罩、面屏或护目镜、乳胶手套，穿防渗透的隔离衣。脱去防护用品后须立即卫生洗手或手消毒。在诊疗活动中注意自身保护，预防感染。

（6）一次性外科口罩只能一次性使用。口罩潮湿后及受到患儿血液、体液污染后，应及时更换。

（7）认真执行手卫生制度，在诊疗、护理每一位患儿前后，均应认真洗手，尤其在给患儿换尿布或接触患儿分泌物、血液、皮肤疱疹、口腔黏膜等高危操作后一定要认真洗手，并进行手消毒。

（8）EV71 对含醇类手消毒剂不敏感，建议接触不同患儿时使用含氯快速手消毒剂进行卫生手消毒，而含氯制剂对手皮肤刺激性大，可使用护手霜加强手部皮肤护理；手的消毒也可使用 0.5% 碘伏溶液作用 2～3 min 后用清水冲洗干净。戴手套脱去手套后仍需要进行手卫生，戴手套不能代替洗手。

（9）尽量减少进入隔离病房的医务人员数量。

（10）锐器损伤的防护：医务人员在工作中要注意防止发生锐器损伤；用过的锐器应直接放在耐刺防渗的专用利器盒内；一旦被锐器损伤，现场处置遵循"一挤、二洗、三消毒"原则。要立即在伤口旁由近心端向远心端轻轻挤压，尽可能挤出损伤处的血液，用皂液和流动水冲洗，禁止进行伤口的局部挤压和吸吮，再消毒、包扎并按不良事件及职业暴露上报流程上报、处理并随访，记录翔实。

第三节　医院感染监测

（1）规范 EV71 医院感染病例上报程序，及时上报医院感染病例。要求护理人员能发现医院感染异常指征及时告知相关医生，若手足口病患儿发生医院感染散发病例时，临床科室必须于 24 h 内上报，且在某一科室短时间内发生 3 例以上同种同源感染病例的现象时，应根据《医院感染暴发报告与处置预案》发现预警，及时上报，配合调查，分析资料，制定对策，采取措施，随访监测，评价效果。并在规定的时限内逐级上报至医院相关部门、主管领导、辖区卫生行政部门和 CDC。尤其在调查初期，可以根据经验或常规提出简单的控制和预防措施。

（2）开展急危重症 EV71 感染患儿呼吸机相关肺炎、导管相关血流感染、导尿管相关泌尿道感染等医院感染目标性监测工作，主动收集和登记患儿基本资料、医院感染信息、相关危险因素、病原体及病原菌的药物敏感试验结果和抗菌药物的使用情况。

（3）按照《医疗机构消毒技术规范》进行必要的环境及消毒效果的监测。环境卫生学监测的内容主要有空气、物体表面、医护人员的手、餐饮厨具等。对使用中的消毒剂定期进行化学有效浓度和生物学监测，当有医院感染流行和暴发时，或怀疑医院感染时进行相关微生物监测。

第五章 临床护理

第一节 门急诊及留观患儿的护理

一、手足口病预检分诊

1. 预检分诊处应规范准备用品　包括口罩、帽子、手电筒、压舌板、体温计、血压计、氧气、健康教育处方等。

2. 预检分诊操作规范　预检分诊人员应当重点询问患儿有无发热病史，观察患儿意识、精神状态，查看患儿口腔、双手、双足、臀部有无可疑疱疹；同时了解患儿是否有接触史，是否有其他患儿已被感染，并测量体温；判断是否为疑似手足口病患儿，如为疑似手足患病患儿，将其分诊至感染性疾病科。

3. 关注重症患儿　当患儿有精神不振、意识淡漠、面色苍白、口唇部有浅红色泡沫痰、肢体抖动时，分诊人员应当立即携带氧气亲自护送患儿至感染性疾病科或手足口病重症监护病房，必要时双人护送。

4. 注意鉴别分诊　手足口病分诊应当注意与麻疹、水痘等传染病相鉴别，也应注意与幼儿急疹、过敏、被蚊虫叮咬等相鉴别，当患儿为非传染病时应当分诊至相应专科。

5. 做好健康教育　预检分诊护士在分诊过程中要加强对手足口病的健康教育工作，为患儿家长发放健康教育处方，讲解手足口病预防知识。

6. 按规定做好传染病登记　根据当地政府要求，对疑似手足口病患儿按规定做好传染病登记，包括姓名、年龄、体温、住址、联系方式、疱疹部位等资料，便于追踪回访。

7. 各级分诊人员均应重视分诊　凡遇发热患儿未经一级预检分诊的患儿，二级分诊人员均应重新给予查体，重点检查手、足、口和臀部。

8. 预检分诊护士职责　各级预检分诊护士应当掌握手足口病的季节流

行特点、发病特点，遵守相应的法律法规，及时学习政府发布的特定传染病的相关信息，做好预检分诊工作。

9. 预检分诊护士态度　分诊护士应态度和蔼，主动热情，给予患儿及其家长尊重和理解，取得患儿及其家长的配合与信任。

二、急诊抢救护理

（1）急诊科应做好抢救准备工作，各班做好急救药品、设备交接检查，如有损坏、缺失，及时补充，使急救药品、设备处于完好备用状态。

（2）急诊科护士要做好抢救工作。在危重患儿送入急诊科时，护士要有条不紊地抢救患儿，待患儿生命体征稳定后，将其安全转运至病房，同时与病房护士做好交接。

（3）对于就诊的高热或精神萎靡的疑似手足口病患儿，建立"绿色通道"，直接进入诊疗环节。

（4）随时观察并妥善处理急症患儿；落实消毒隔离措施，预防交叉感染，提供健康教育。

（5）疑似手足口病患儿，确诊后应立即收住院或门诊留观处理。

（6）建立急诊护理常规和消毒隔离制度，严防交叉感染。候诊及就诊区域增加清洁消毒频次，室内清扫采用湿式清扫方式；医务人员在诊疗、护理每一位患儿后，均应规范洗手和手消毒。

三、留观患儿的观察及护理

手足口病患儿多数为轻型患儿，呈自限性，在一周内痊愈。但是有少数患儿可发展成重型或危重型，常合并脑炎、脑膜炎、肺水肿或心肌炎等严重并发症，病情发展迅速，病死率高，对门诊手足口病患儿症状演变的细致观察非常重要，医护人员需要掌握以下临床观察要点和护理措施。

（一）临床观察要点

1. 密切观察病情变化　尤其是脑、肺、心等重要脏器功能，重点观察。

（1）体温：是否有高热。

（2）咳嗽，肺部 X 线改变（肺纹理增粗、紊乱、浸润）。

（3）嗜睡、肢体抖动或无力、抽搐、易惊、头痛、呕吐等。

（4）呼吸、心率加快或不规则，末梢循环差，血压情况等（尤其注意有无不能解释的血压偏高）。

2. 入院后观察 入院后密切观察体温、呼吸、心率、血压及四肢皮肤温度变化等可能发展为危重型的高危因素，进行血、尿、便常规，血生化、血糖、C-反应蛋白、心电图、胸片、腹部B超检查，每天复查血常规。根据具体病情进行动态观察，必要时随时复查。具备以下情况之一者应住院治疗。

（1）持续高热：体温（腋温）大于39 ℃，常规退热效果不佳，高热持续2 d以上不退，发热伴有寒战。

（2）神经系统表现：出现精神萎靡、呕吐、易惊、肢体抖动（惊厥或惊颤）、无力、站立或坐立不稳等。

（3）面色苍白或发绀。

（4）呼吸异常：呼吸增快、减慢或节律不整。若安静状态下呼吸频率超过30~40次/min（按年龄组正常生理值），需警惕神经源性肺水肿的发生。

（5）咳嗽明显加剧或伴有喘息者。

（6）临床或胸片提示合并有肺炎。

（7）循环功能障碍：出冷汗、四肢发凉、皮肤发花，心率增快（>140~150次/min，或与年龄组正常生理值相比）、血压升高、CRT延长（>2 s）。外周血白细胞（WBC）计数升高（$>15 \times 10^9$/L）。

（8）血糖升高：出现应激性高血糖，血糖>8.3 mmol/L。

（9）心音低钝和（或）心电图异常改变或心肌酶谱异常。

（二）护理措施

1. 门诊的护理管理

（1）手足口病流行期间，预检分诊后，设专室接诊疑似手足口病患儿。

（2）留观室避免拥挤，保障有效的通风。

（3）门诊护士做好诊前的巡视工作，随时观察患儿情况，及时发现并妥善处理急症患儿。

（4）对于疑似、精神萎靡、高热的患儿，建立"绿色通道"，直接进入诊疗环节。

（5）急诊科护士要做好抢救准备工作，各班做好急救药品、设备交接检查，如有缺失、损害，及时补充，使急救药品、设备随时处于完好备用状态。

（6）建立门急诊护理常规和消毒隔离制度，防止交叉感染。室内清扫采用湿式清扫方式，候诊及就诊区域增加清洁消毒频次；医护人员在诊疗、护理每一位患儿后，应该规范洗手和手消毒。

2. 心理护理　由于患儿疾病本身的痛苦及对医院环境的惧怕，容易出现恐惧心理，患儿常哭闹、烦躁，因而不能有效地配合治疗，此时护理人员态度要温和，要关心、体贴患儿，减少其恐惧、陌生感，多鼓励、表扬，取得患儿的信任，使患儿愉快地接受治疗。在取得患儿信任的同时，根据患儿家属的接受能力，讲解疾病的发生、发展过程和预后及正确的日常护理知识，消除他们的思想顾虑，减轻他们的心理负担，调动家属的积极性，有助于治疗护理工作的开展。

（1）态度要和蔼，多使用"请""您好""您稍等""不好意思"等之类的文明用语，用亲切的目光、平稳的声调，在潜意识中稳定患儿家长的情绪，对患儿家长的反复提问要耐心解释，使患儿及其家属以最佳心态接受诊治。

（2）对初诊患儿家属详细介绍就诊流程，由过去被动服务转变为主动服务。由于患儿初次就诊，患儿家属对医院环境及就诊流程往往比较生疏，因此诊区应设立鲜明的"就诊须知"指示牌，发放就诊流程宣传页，引导患儿家属就诊；护士可根据实际情况，随时主动指导患儿及其家属挂号、就诊、检查等；发放手足口病预防控制知识宣传册，便于患儿家属更好地了解手足口病相关知识，正确认识本病，消除其对病因信息和社会因素产生的负面心理，既与患儿家属进行了有效交流及沟通，稳定了其情绪，避免了不必要的往返，又节省了就诊时间，提高了患儿家属的满意度。

3. 休息　休息有利于疾病的恢复，有利于患儿减少氧耗量，是治疗的基本要求。当患儿进入恢复期后，应逐渐增加活动量至正常活动，此时一定要叮嘱患儿家属，限制患儿活动范围，做好隔离工作。

4. 皮肤护理　剪短患儿指甲或包裹婴幼儿的双手，避免抓破疱疹，穿着质地柔软、宽松的衣裤，并及时更换。被服要清洁、干燥、平整。脚上疱疹较多的患儿应穿软底鞋，减少走动。臀部有疱疹的婴幼儿要勤换尿布，清理大小便要及时、彻底，并保持臀部皮肤清洁、干燥。给患儿洗澡时，水的温度要适宜，动作要轻柔，避免反复擦洗疱疹部位的皮肤，以免疱疹破溃引起感染。对皮疹及其周围皮肤应注意保持干燥、清洁，防止感染，如有感染需遵医嘱给予相应的处理。

5. 口腔护理　患儿口腔内的疱疹多分布在舌、颊黏膜、硬腭等部位，破溃后形成溃疡，有不同程度的疼痛，因此应加强口腔护理，以减轻疼痛。年龄较大患儿应鼓励其多饮水，婴幼儿应少量多次喂水，以保持口腔清洁。口腔疱疹较多、疼痛明显且年龄较大的患儿可用0.9%生理盐水或0.3%过氧化氢溶液漱口，不会漱口者可以用棉签蘸0.3%过氧化氢溶液擦拭口腔，也可遵医嘱给予口腔炎喷剂或利巴韦林喷雾剂口腔喷用，促进创口愈合，为保证药物的充分吸收，每次喷药20~30 min后方可进水。

6. 饮食护理　应给予患儿进食清淡、温性、可口、易消化的流质或半流质食物，如牛奶、稀饭、粥等。患儿由于发热、口腔疱疹疼痛等原因导致食欲减退，尤其发生于夏季者，容易引起脱水及电解质紊乱，需给予合理饮食，禁食冰冷、酸辣、油腻、过热、过咸等刺激性食物，宜进食高蛋白、高维生素、营养丰富、刺激性小、易消化的流质或半流质饮食，如牛奶、鸡蛋汤、菜粥等，保持营养均衡。同时注意饮食卫生并少量多餐，少吃零食。对于年龄小、进食少、酸中毒的患儿，遵医嘱及时补充静脉营养及水分、电解质等。

7. 大便护理　保持大便通畅，如患儿出现便秘，必要时遵医嘱给予开塞露灌肠通便。患儿的排泄物、呕吐物等最好用固定容器盛放，粪便倾倒清洗后，浸泡于1 000 mg/L含氯消毒液内120 min，取出后冲洗干净，干燥备用。

8. 输液护理　由于手足口病患儿病情发展快，为了便于抢救，要保持静脉通路通畅，所以患儿遵医嘱给予静脉输液时均建议患儿家属使用静脉留置针，确保抢救时能迅速输注药物。部分患儿可并发脑炎、心肌炎、肺水肿、急性弛缓性麻痹等，在输液过程中护士既要严格观察患儿的病情变化，也要保持液体输入量的准确，遵医嘱调节滴速，以避免液体过快加重心肺负荷。另外在输液过程中应密切观察患儿的穿刺部位，是否有红、肿、疼痛等症状，并告知患儿家属避免患儿穿刺部位剧烈活动，不能随意调节输液滴速及离开输液留观区，如有不适及时呼叫护士。

9. 消毒与隔离　在治疗手足口病的过程中，配合药物治疗的同时，控制传染源，切断传播途径，保护易感人群，严格消毒与隔离，对该病的预防、治疗和控制蔓延都起到了非常重要的作用。详见本书第四章。

10. 发热护理　一般留观患儿体温多处于低热或中低热，体温38.5 ℃以下，可不用退热药，应鼓励患儿多饮温开水。对于体温在37.5 ~38.5 ℃的患儿，可给予散热、多饮温水、洗温水浴等物理降温；体温超过38.5 ℃

时，可遵医嘱给予退热药，常见的有泰诺、美林等小儿退烧药。超高热或退热药效果不佳时，可同时采取物理降温方法，告知患儿家属目前不主张酒精或冷水擦浴，在降温过程中要注意补充水分。有高热惊厥史的患儿，做好预防措施。

11. 预防健康知识指导　患儿家属因对手足口病缺乏了解而产生紧张、焦虑甚至恐慌的情绪，护士可通过个体指导、集体讲解、文字宣传、信息化平台等方式使患儿及其家属认识本病，并积极配合治疗。手足口病主要高发于夏秋季节，该病主要经粪－口途径、飞沫传播和密切接触传播。潜伏期为 2～7 d，病程一般为 7～10d。患儿以 4～5 岁以下小儿多见，主要流行的区域为人群集中的场所，如托幼机构、小学等。本病感染性强，全年均可发病，多见于 3～10 月，以4～7 月为流行高峰期。在流行期间，家属不要带孩子去人群密集的公共场所，注意孩子营养及个人卫生，避免过度疲劳等。婴幼儿有高热、哭闹不安等不适时，应及时就诊。加强患儿家属卫生知识教育，使儿童养成良好的卫生习惯：如不吮手，不喝生水，不吃生冷、辛辣刺激性食物，注意营养，注意休息，注意手部卫生。因为手足口病非终身免疫性疾病，出院后仍然有再次感染的可能，所以要注意保持家庭卫生，在家要勤打扫卫生、勤通风、多晒衣被。患儿停止留观后，嘱患儿家属最好让患儿继续在家隔离至 2 周，隔离期内不要将患儿送到幼儿园、学校等公共场所，防止引起交叉感染。

手足口病是由肠道病毒引起的急性传染病，EV71 手足口病属急性自限性疾病。人群对 EV71 普遍易感，成人大多已通过隐性感染获得相应抗体，因此做好该病的预防和各项护理工作尤为重要。在治疗手足口病的过程中，配合药物治疗的同时，控制传染源，切断传播途径，保护易感人群，严格消毒隔离，加强基础护理，严密观察病情，积极防治并发症。总之，科学和综合的护理措施，对该病的治疗和控制蔓延都起到了重要的作用。

第二节　轻症患儿的护理

一、一般护理常规

手足口病目前尚无特效治疗方法，主要以对症治疗和护理为主，该病多预后良好，一般经治疗护理后 1 周左右可痊愈。所以，精心细致的护理在该病治疗中起着非常重要的作用。

1. 休息　休息有利于疾病恢复，是治疗的基本要求，因此应保持病房安静、整洁、舒适、温湿度适宜、通风良好和阳光充足。轻症患儿注意在病房休息，不要随意外出，急性期、重症患儿应卧床休息，避免剧烈运动和过度兴奋。当患儿进入恢复期后，应逐渐增加活动量至正常活动。

2. 消毒、隔离与防护

（1）本病主要通过粪–口途径和（或）呼吸道飞沫传播，以及密切接触传播，接触传播主要是通过人群间接密切接触传播，患儿和隐性感染者均为本病的传染源。其中污染的手是传播中的关键媒介。由于患儿和病毒携带者是本病的传染源，入院后应将患儿及时隔离，安置在空气流通、清洁、温度适宜的病房内，同一病种可同居一室。患儿及其家属入院后，不得私自外出并限制探视。每日开窗通风 2 ~ 3 次，每次不少于 30 min。

（2）对患儿和密切接触者应进行隔离，将体温恢复正常、皮疹基本消退和水疱结痂脱落作为解除隔离的三个标准。

（3）在手足口病流行或暴发流行期间，无论患儿是居家隔离治疗、留观治疗还是住院治疗，做好消毒、隔离和防护工作不仅能够减少交叉感染、控制疫情蔓延，而且能够让患儿家属充分认识到手足口病可防、可控、可治、不可怕。具体的消毒、隔离和防护措施详见本书第四章。

3. 对症护理

（1）发热的护理：常规的降温方法有物理降温和药物降温，一般首选物理降温，手足口病一般轻型患儿为低热或中等热，无须特殊处理，可让患儿多饮水。对于体温为 37.5 ~ 38.5 ℃ 的患儿，可给予散热、多饮温水等物理降温，物理降温后 30 min 应复测体温，不论采用何种物理降温方法，都应做好四肢末梢保暖，这样可以减轻脑组织充血，促进散热，增加舒适。如体温超过 38.5 ℃，可行物理降温或遵医嘱使用药物降温，如口服泰诺林、美林等小儿退热药，小于 2 岁者应避免使用阿司匹林，因其可能引起瑞氏综合征。对于有高温惊厥史的患儿，应做好预防措施。实施物理降温时，遵从各种物理降温方法的操作要点和注意事项，降温过程中，密切观察患儿的病情变化。大量出汗时，应及时补充水分，防止虚脱，注意保暖，及时为患儿更换衣裤。遵医嘱使用药物降温时，降温处理 30 min 后复测体温并记录。

体温在 37.4 ℃ 以上的患儿常规监测体温，每日 4 次，体温 3 d 持续低于 37.4 ℃ 可不监测体温，持续高热的患儿 2 h 监测生命体征一次。高热时，由于迷走神经兴奋性降低，使胃肠活动及消化吸收降低，但分解代谢增加，营养物质大量消耗，因此要供给高热量、高蛋白的流质或半流质饮食，并鼓励患儿进食。高热可使机体丧失大量水分，应鼓励患儿多饮水，必要时由静脉补充液体、营养物质和电解质等。高热患儿新陈代谢率增快，消耗大而进食少，体质虚弱，患儿应卧床休息，减少活动。

（2）对于发热的患儿应密切观察其病情变化，加强对生命体征的监测，观察是否出现寒战、淋巴结肿大、肝脾肿大、结膜充血、单纯疱疹、关节肿痛及意识障碍等伴随症状，注意发热的类型及经过，观察发热的原因、治疗效果、饮食、饮水及尿量的变化，同时要密切观察其他生命体征的变化，如有异常情况，应立即通知医生。

（3）心理护理：体温上升期，患儿突然发冷、发抖、面色苍白，此时患儿会产生紧张、不安、害怕等心理反应，医务人员应注意探视患儿，耐心解答各种问题，尽量满足患儿的需要，给予精神安慰；高热持续期，应注意尽量解除高热给患儿带来的身心不适，合理处理患儿的要求；退热期，满足患儿舒适的心理，注意清洁卫生，及时补充营养。

4. 皮肤护理　患儿手足及臀部疱疹搔抓容易继发感染，且一旦抓破，疱浆液会引起病毒散播，也可发生皮疹感染，因此一定要做好患儿的皮肤护理。患儿衣服、被褥要清洁，衣着要宽大、柔软，经常更换，床铺应平整干燥，尽量减少对皮肤的刺激，物理降温时动作要轻柔，以免擦破皮疹，出汗后要及时清洁皮肤并更换衣被。剪短患儿指甲，必要时包裹患儿双手，防止抓破皮疹，臀部有皮疹的婴儿，应随时清理患儿的大小便，保持臀部的清洁干燥。手、足部皮疹初期可遵医嘱给予炉甘石洗剂或重组人干扰素等涂于患处，每日可涂 2～3 次，连续用药至皮疹消退。特有疱疹形成或疱疹破裂者，局部可涂 0.5% 碘伏或擦抗菌药软膏，对皮疹及其周围皮肤应注意保持干燥、清洁，防止感染，如有感染必要时遵医嘱给予对症处理。

5. 口腔黏膜护理　患儿口腔黏膜溃疡和咽部的疼痛不适会导致患儿拒食、流涎、哭闹不安等，注意保持患儿口腔清洁，预防细菌性继发感染，每次进食后嘱患儿或家属用温水或生理盐水给患儿漱口，避免用刺激性、腐蚀性溶液漱口，以预防感染；对于患儿口腔黏膜、牙龈、舌面、咽部有疱疹，甚至糜烂已有溃疡者，影响患儿进食及营养状况，可遵医嘱将十六角蒙脱石调涂于溃疡局部、维生素 B_2 粉剂直接涂于口腔糜烂部位，可使用利巴韦林喷剂或口腔炎喷雾剂喷口腔，2~3 次/d，防止因疼痛使咀嚼能力下降、食量减少，导致营养不良，影响创面愈合。对于口腔溃疡严重的患儿，可遵医嘱给患儿含服华素片，能在口腔局部迅速杀灭各种致病微生物，迅速缓解口腔溃疡带来的疼痛，并促进受损的口腔黏膜愈合，同时可遵医嘱口服维生素促使糜烂早日愈合。流涎多的患儿唇周涂鱼肝油保护，以减轻疼痛，并为患儿佩戴棉质围巾且及时更换，用消毒软毛巾或纸巾清洁口周。涂药时要观察口腔黏膜有无糜烂、溃疡及其演变情况，勿刺激患儿咽部，以免引起患儿恶心，导致患儿拒绝涂药。口腔涂药后，嘱患儿闭口 10~20 min，不可马上漱口及饮水，以保证疗效。

6. 饮食护理　手足口病患儿易出现因口腔疼痛而拒食现象，尤其发生于夏季者，容易引起脱水及电解质紊乱，需给予合理饮食；宜进高蛋白、高维生素、营养丰富、刺激性小、易消化的流质或半流质饮食，如牛奶、鸡蛋汤、菜粥等。要保持营养均衡，食物宜温凉、清爽、可口，禁食冰冷、辛辣、过咸、过酸等刺激性的食物。吃饭要定时定量，少吃零食。患儿因口腔疼痛咀嚼吞咽困难，唾液经常流出，引起消化液流失，要嘱患儿咽下唾液。对于因拒食、厌食而造成脱水、酸中毒的患儿，要及时补液，以纠正水、电解质平衡紊乱。

7. 心理护理　由于手、足、口疱疹的疼痛刺激，加之患儿处于陌生的环境中，容易使患儿产生紧张恐惧心理。常表现为哭闹不安、情绪不稳、不能安静地接受治疗，因此护理人员态度要亲切、热情、和蔼，多陪伴患儿，可通过讲故事、做游戏等方法取得患儿的信任。要根据患儿的心理特点，利用音乐、图画等特殊语言，作为心理支持的辅助措施，使患儿放松和愉悦，减轻紧张心理，配合治疗。手足口病早期症状类似感冒，患儿出现症状时家属非常焦急，心理压力很大，既怕最终诊断为手足口病，又怕排队就诊或住院时被传染，因此我们要对患儿家属进行心理疏导，向家属介绍本病的临床表现、流行特征、预防措施等知识，让家属充分认识到手足口病可防、可控、可治。耐心解答家属提出的问题，以细致入微的服务态度及精湛的技术护理患儿，感化患儿家属的心，构建和谐融洽的护患关系。做治疗时操作相对集中定时，采取鼓励表扬法，如"宝贝，你真棒""宝贝，你真勇敢"

等，保持情绪稳定，对于年龄较大的患儿应耐心地给予解释，争取配合治疗。对于一些性格内向、胆小的患儿，在做治疗时，应注意与其亲切交谈，以分散其注意力，消除恐惧感，同时要提高穿刺技术，力争一针见血，减少其痛苦，也可以让勇敢接受治疗的患儿为他们做榜样，消除其紧张恐惧心理，积极接受治疗。对于年龄较小的患儿，尽量避免其哭闹，让患儿有足够的休息与睡眠，争取让患儿及其家属配合治疗，鼓励其多饮水，有利于其早日康复。

二、病情观察

手足口病多数为轻型患儿，呈自限性，在一周内痊愈。但少数患儿可发展为重型或危重型，常合并脑炎、脑膜炎、肺水肿或心肌炎等严重并发症，病情发展迅速，病死率高，对症状演变的细致观察非常重要，因此一定要密切观察患儿病情变化。

1. 观察体温　发热是手足口病较早的临床症状。患儿在体温上升期出现寒战时应给予适当保暖，若体温超过38.5 ℃时，应适当增加监测体温的次数，给予温水擦浴、冰帽等物理降温方法，随时监测体温变化及降温效果，如果降温效果不好，应遵医嘱给予药物降温。应用药物降温时要让患儿多饮水，并观察患儿面色、出汗、末梢循环等情况，以防出汗过多引起虚脱，并及时更换浸湿的衣物及被单。

2. 观察神经系统症状　EV71感染后，脑干受到侵犯，引起休克前期常见的自主神经兴奋症状，包括血压上升、面色苍白、全身冒冷汗、肢体抖动、神情紧张、体温正常时心动过速、高血糖等，要严密观察是否有上述症状发生。还应严密观察患儿在清醒的情况下有无出现无故惊吓，颈部僵硬与疼痛，持物震颤或站立不稳，肢体不由自主地抖动，有无恶心、频繁呕吐、烦躁不安、嗜睡、阵发性哭闹、抽搐等症状，有无无法入睡、睡眠不深、说话不清、胡乱说话、易惊、肢体抖动、惊颤等症状。观察患儿有无肌张力减低或增强、步态不稳、肢体麻痹、运动失调、拍头、抓发等异常表现，发现异常情况应立即报告医生，并做好抢救工作。

3. 观察生命体征　观察患儿体温、呼吸、脉搏、血压及末梢循环的变化，每30 min记录一次，心率突然变快、变慢，心律不齐等都提示病情重。面色苍白、手脚发凉、皮肤发花，以及血压升高或下降等，提示循环衰竭，若有上述情况应立即遵医嘱给予心电监护。注意呼吸的频率与节律的变化，若发现呼吸急促、困难，应报告医生，遵医嘱给予吸氧，并保持呼吸道通畅，必要时配合医生做好抢救工作。

4. 观察皮疹及疱疹情况　每日观察患儿皮疹及疱疹情况，并做好记录。

三、用药护理

手足口病的治疗强调"四早"原则，即早发现、早诊断、早隔离、早治疗的原则。有些患儿常应用抗菌药物控制感染和退热药退热等，护士应了解药物的作用、用法、剂量、用药间隔时间和不良反应等，严格遵医嘱按规定用药，并观察用药后的反应，及时报告医生并配合处理，以保证疗效。由于手足口病是病毒感染性疾病，临床上无特效抗病毒药，轻症患儿若自身免疫力强，通过口服一般抗病毒药，如利巴韦林及板蓝根颗粒等，多能治愈。利巴韦林为广谱抗病毒药，临床上常用利巴韦林治疗一些 RNA 类病毒感染，但因其有致畸作用，禁用于孕妇或有可能怀孕的妇女，故儿童使用时也应权衡利弊。使用利巴韦林主要的不良反应有皮疹、上腹部不适、厌食等，溶血反应为最严重的不良反应，其他不良反应还有皮肤干燥、恶心、瘙痒和高尿酸血症等。对于重症患儿及免疫力差的患儿，除了应用一般的抗病毒药物外，静脉注射人免疫球蛋白的应用在提高患儿免疫力及促进病情的恢复中起着重要的作用。静脉输注免疫球蛋白时密切观察有无变态反应，患儿一旦出现不适、荨麻疹、咳嗽、发热立即停用。长期大量使用甲泼尼龙时应检测血压。甘露醇为脱水剂，要求剂量准确、快速输注，时间在 30 min 内，否则会影响用药效果，但应注意观察患儿的精神状态及尿量，用药过多或时间过长，会引起患儿精神不振、乏力、尿量减少等脱水症状，一旦患儿出现上述症状，应立即通知医生，及时调整用药。甘露醇是高渗液体，一旦漏出血管外，不及时处理，即可导致周围组织坏死，因此，在使用甘露醇时应随时观察局部有无外渗。要注意的是，甘露醇在保存过程中如室温过低易出现结晶，有结晶时不能使用，因此，用药前要检查药物的性状。

四、管道护理

1. 输液管道的护理

（1）静脉的选择：选择上下肢容易固定的粗、直、血管弹性好、血流丰富的血管，尽量避开关节活动处。一般情况下，不应选择瘫痪的肢体进行静脉穿刺和输液，因为瘫痪肢体不能运动，血液循环差，进行较长时间静脉输液，容易造成肢体肿胀，极易引发静脉炎症，影响药物的顺利输注。对于长期静脉注射者应经常更换输液部位，避免连续多次在同一条血管上进行穿刺，亦应避免在同一部位反复长期输注药物。

（2）严格无菌操作：着装干净整洁，严格按照七步洗手法洗手，戴口罩。为患儿进行输液治疗时，禁止一次性物品重复利用，做到一人一巾一止血带。

（3）严格掌握配伍禁忌和输注速度：每瓶输液联合用药以不超过 3 种为宜，避免多而滥的联合用药，应注意配伍禁忌及药动力学情况，并根据药物种类及患儿情况调整输液速度。

（4）注意观察穿刺部位局部变化：告知患儿家属外周输液管道留置的时间，患儿外周静脉置管部位避免剧烈活动。严格无菌操作，每次输液前后检查穿刺部位及沿该静脉走向有无红、肿、热、痛，有无静脉硬化，如果发现异常及时拔除，观察敷贴有无卷边、浮起等，尽量做到早期发现、及时处置。

（5）严防各种微粒进入静脉：配药时针头不宜过大，以免橡胶碎屑进入药液中，同时避免输液微粒进入静脉内。

（6）输液前应用无菌生理盐水抽回血，确保外周输液管道通畅，输液完毕，应用封管液进行封管，脉冲式正压封管。

2. 氧气管道的护理

（1）吸氧的指征：手足口病伴有低氧血症时，应遵医嘱给予氧疗。如发生呼吸急促、循环不良、休克、心功能衰竭、胃肠道出血、抽搐、昏迷等，应遵医嘱给予氧气吸入。

（2）根据患儿年龄大小及配合情况，选择合适的鼻导管、鼻塞、面罩、头罩等，妥善固定鼻导管、鼻塞、面罩、头罩。注意观察鼻导管、鼻塞、面罩、鼻罩是否松脱、移位，减少漏气，保证有效通气。

（3）告知患儿及其家属安全用氧的目的及注意事项，做到四防：防火、防油、防热、防震，要确保氧气管道通畅，避免打折、拖拽等，必要时及时更换。吸氧卡要及时签字，氧气管道标识清晰。及时清除鼻腔分泌物，防止导管堵塞。

（4）吸入氧气时必须维持一定的湿度，以减少对鼻黏膜的刺激。急性肺水肿的患儿用20%～30%酒精湿化，以降低肺泡的表面张力，扩大气体与肺泡壁的接触面积，而使气体易于弥散，改善气体交换。每日更换湿化瓶，确保湿化瓶内的液体至湿化瓶的1/2～2/3。遵医嘱调节氧流量，并告知家属不能自行调节氧流量。

（5）严密观察病情，防止并发症，注意观察鼻塞、面罩、鼻罩对局部皮肤、黏膜的压迫情况，避免其压伤或破损。评估患儿血氧饱和度，面色、口唇、四肢末梢的颜色，呼吸等情况是否有改善，如缺氧状况未改善，应及时报告医生。

五、安全管理

（1）保证治疗安全，患儿要佩戴腕带，注意避开有皮疹的肢体，便于给患儿做治疗时确认身份；每次做完治疗后，应及时拉起床档，踩紧脚刹；在四肢保留留置针时，尽量避开出皮疹的皮肤，要注意约束、固定技巧，同时告知家属不可让患儿剧烈活动，以防发生脱针或断针；对于不能自理的患儿，测量体温时，应有专人在旁守护，肛表不要插入过深；患儿外出检查时，应有工作人员陪同。

（2）评估患儿安全危险因素，如坠床、跌倒、走失、压力性损伤、烫伤、窒息等，向患儿及其陪伴人员做好安全教育工作。

（3）小儿、意识障碍和需要卧床休息的患儿，应设提示牌，加护栏等，落实床边安全护理措施，并向患儿家属做好解释工作，防止坠床、跌倒等意外事件的发生，向患儿家属讲解呼叫器的使用方法，将呼叫器放于患儿家属易取的位置，保持呼叫器的完好。此外，护士还应引导患儿家属尽快熟悉病房环境。

（4）落实陪护制度，禁止住院患儿外出，并告知住院患儿离开医护人员的观察，病情发生变化得不到及时处理的危险性，如需外出，必须征得医务人员同意。陪护人员应注意个人卫生，不能使用患儿的用具，不在患儿的病床上睡觉，不使用其他患儿的物品。保护病房环境整洁，不准吸烟，不互串病房。

（5）患儿使用热水袋时，护士应严格执行操作规范，并向家属做好解释工作，交代注意事项；对使用热水袋的患儿要经常巡视，观察局部皮肤情况，防止烫伤，做好记录及床旁交接班等工作。

（6）做好健康宣教，告知患儿家属卧床时拉好床档，下床活动时避免患儿穿大小不合适的鞋子。患儿无论卧床或下床活动时，家属应随时陪伴在患儿身旁，尤其患儿至卫生间如厕时，请勿随意离开，以免跌倒。

（7）手足口病患儿病房进行封闭式管理，禁止探视，需严格控制陪护人数，不得将未患病患儿带入病房，所有陪护家属进病区时登记。家长陪护期间尽量少带非生活必需品进病室，以减少污染机会。

六、健康宣教

手足口病病情发展快、传染性强、传播途径复杂、流行强度大、传播快，2016 年 10 月已有疫苗进入河南。预防手足口病，健康教育是最好的"疫苗"，是针对手足口病的主要防控措施，虽然这是个"笨方法"，但却是一条效益高、见效快、投入少的路子，也是目前实际可行的方法。健康教育是通过信息传播和行为干预，帮助群体及个人掌握保健知识，树立健康观念。手足口病疫情暴发时，我们都要及时开展教育，大量普及民众对手足口病的知识，从而有效地控制手足口病的疫情，已达到群防群控。健康教育主要是通过各种传播普及健康知识，帮助人们建立健康信念和行为方式。

（一）健康宣教的方式

1. 个体指导　采用一对一的专人指导，主要是护士对患儿及其家属进行手足口病专科知识的辅导，也可结合患儿病情、家庭情况和生活条件进行具体指导。

2. 集体讲解　采取讲座、家属课堂的形式，根据患儿及其家属的作息时间，具体讲解手足口病的流行病学知识，采取集中讲解、示范、模拟操作相结合及播放健康知识课件和视频的形式进行。可向幼儿园、学校进行专题讲座、发放宣传材料，向家属介绍手足口病早发现、早诊断、早治疗的重要性。

3. 文字宣传　编写短文；在病房走廊、大厅开辟宣传栏、黑板报，通过文字及图片解说，尽量使用通俗易懂的内容；制作手足口病健康教育处方发放给家属。

4. 影像播放　把手足口病整个病程，从住院到出院期间的治疗及消毒隔离以图片的形式制成幻灯片，定时播放，从而使患儿及其家属积极配合。

5. 示范教育　由于手足口病主要传播途径是经过粪－口传播，所以患儿及其家属手的清洁及消毒，以及分泌物、排泄物的处理尤为重要，在详细说明和讲解后，护理人员可以亲自示范，教会患儿家属七步洗手法，玩具、餐具的消毒，各种分泌物、排泄物的消毒处理等。家属掌握了一定消毒知识后，在住院期间可以积极配合，出院后对邻居、家庭及社区预防本病也极为有益。

6. 信息化平台　利用医院官网、专科微信号、QQ 等网络通信设施，进行健康知识的推广。

（二）预防措施

早发现、早报告、早诊断、早治疗是控制本病扩散最有效的措施，同时要控制感染源、切断传播途径、保护易感人群。人是最主要的传染源。预防手足口病的十五字要诀：勤洗手、喝开水、吃熟食、勤通风、晒衣被。

1. 个人预防

（1）饭前便后及外出后要用肥皂或洗手液等给儿童洗手，不要让儿童喝生水、吃生冷食物，避免接触患病儿童。

（2）看护人接触儿童前、替幼童更换尿布及处理粪便后要洗手，并妥善处理污物。

（3）婴幼儿使用的奶瓶、奶嘴使用前后应充分清洗消毒，每日对患儿的玩具、个人卫生用具、餐具等物品进行清洗消毒。

（4）本病流行期间不宜带儿童到人群聚集、空气流通差的公共场所，注意保持家庭环境卫生，居室要经常通风，勤晒衣被。

（5）儿童出现相关症状要及时到医疗机构就诊。轻症患儿可遵医嘱居家隔离治疗，多休息，不要接触其他儿童，以减少交叉感染。父母要及时对患儿的衣物进行晾晒或消毒，及时对患儿粪便进行消毒处理。

（6）住院患儿禁止探视，防止交叉感染；尽量不要带玩具到病室，患儿之间不要交换玩具，病室内要开窗通风，保持空气流通。

2. 托幼机构、小学预防措施　在手足口病流行期间，没有发生手足口病疫情的托幼机构和小学应做好预防性消毒工作，做好环境卫生及粪便无害化处理。保育员、教师要保持手部清洁，并教育指导儿童养成正确的洗手习惯。幼儿活动室、教室和宿舍等要保持良好通风。具体预防措施详见本书第四章。

（三）健康教育内容

1. 疾病相关知识　手足口病是由肠道病毒引起，以发热和手、足、口腔等部位的皮疹、疱疹或疱疹性咽峡炎为主要特征的一种常见于小儿的急性传染病，少数患儿可并发无菌性脑膜炎、脑干脑炎、神经源性肺水肿、急性迟缓性麻痹和心肌炎等。个别重症患儿如果发展快，会导致死亡。

2. 患儿静脉输液　患儿静脉留置针的保护方法，输液时不宜带孩子在病室外走动，防止发生输液反应，不宜随意调节滴速，防止发生肺水肿。

3. 安全知识教育　防止患儿坠床、跌倒、爬楼梯、窗户，以及触摸电源等危险品。

4. 患儿的病情观察　手足口病部分患儿开始时症状较轻，由于病情进展较快，短时间内可引起死亡，因此应向家属讲解病情观察的要点，如发现患儿高热、肢体抖动、嗜睡、反应迟钝、阵发性哭闹等应及时告知医生。

（四）出院健康指导

（1）手足口病已上市的是 EV71 型手足口病疫苗，对其他病毒是无效的，所以预防是很重要的措施。家禽、家畜要圈养，避免人、畜混住一处，尤其要减少儿童与家禽、家畜的直接接触。

（2）如患儿住院治疗，出院前，医务人员要教会患儿家属做好家里的消毒工作，对患儿接触的物品进行有效消毒，并告知其相关注意事项，居室内避免人员过多，禁止吸烟，防止空气污浊，避免继发感染。如患儿出现发热、皮疹等不适时，请及时就诊。

（3）告知家属让患儿多休息，注意患儿合理营养，增强自身免疫力。

（4）患儿出院后，还要在家继续隔离，一般为两周，应避免患儿与其他孩子接触，不带患儿去公共场所，谢绝亲戚朋友来探望。

（5）出院带药请遵医嘱给患儿服用，如有不适请及时带患儿就诊。出院后患儿还要注意勤洗手，居室要勤开窗通风。

第三节　重症患儿的护理

一、病情观察

病情观察是临床护理工作的一项重要内容，及时、准确地观察病情变化，抓住重点观察内容，能为重症手足口病患儿的抢救赢得宝贵时间，保障患儿的生命安全，提高其生存质量。

（一）病情观察的意义

观察是一项系统工程，从体征到症状，从躯体到心理都要观察。细致的观察对全面掌握患儿病情有重要的意义。病情变化是动态发展的一个演变过程，要及时发现危重症患儿病情变化的征象，为疾病的诊断、治疗、护理和预防并发症提供依据。能否认真细致地观察病情是衡量业务水平高低和工作责任心强弱的标准之一。在观察中要有扎实的医学知识，严谨的工作作风，掌握熟练的操作技能，具备丰富的临床经验，应做到既有重点，又认真全面；既细致，又准确及时。

（二）病情观察的方法

手足口病病程的各个发展阶段表现各异，因此在观察时，医务人员应利用接触患儿的一切机会，通过视诊、听诊、触诊、叩诊、嗅诊及辅助工具或借助仪器，进行连续、动态的观察来获得患儿的信息，不放过任何细微的病变征象。在观察患儿的过程中，还应严格执行交接班制度，了解患儿的发病经过、主要症状等情况。

（三）病情观察的内容

1. 一般情况的观察

（1）饮食：饮食在疾病治疗中占有重要位置，观察饮食对疾病的诊断和治疗起一定的作用，应观察患儿的食欲、食量、饮水量，有无厌食和拒食等情况。手足口病患儿口腔可见疱疹及口腔溃疡，因而可出现食欲减退、拒食等现象。重症患儿应遵医嘱留置胃管，及时观察有无消化道出血症状，注意胃液的颜色、性状、量。

（2）体位：体位是身体在休息时所处的状态。轻症患儿无特殊要求；重症患儿对体位有一定的要求。若患儿存在呕吐、嗜睡、昏迷等症状，应将患儿头肩抬高10°～30°，为了避免昏迷患儿将呕吐物误入气管，应采取去枕平卧，头偏向一侧，以防引起窒息。

（3）皮肤与黏膜：重症患儿的病情变化可通过皮肤、黏膜反映出来。因此，应注意观察患儿皮肤和黏膜的颜色、温度、湿度、弹性及有无皮疹等情况。重症手足口病患儿手、足和臀部可出现斑丘疹、疱疹，并且疱疹周围可有炎性红晕。同时患儿末梢循环较差，肢体较凉，在四肢做静脉穿刺时较难回血，扎止血带时，在远心端可见明显的皮肤苍白。用拇指按压患儿足后跟，放松后，血流恢复较慢，时间往往大于 3 s。若患儿面色苍白，皮肤出现花斑，特别是四肢出现大理石样斑纹，提示病情危重。

（4）呕吐物：呕吐物是胃内容物或一部分小肠内容物，由于胃肠蠕动增加，胃或肠内容物进入食管，通过口腔而排出体外的现象。呕吐可将胃内有害物质吐出，因而是一种具有保护意义的防御反射。但频繁呕吐，不仅会影响进食和营养物质的吸收，而且由于大量胃液丢失，引起水、电解质及酸碱平衡的紊乱。重症手足口病合并肺出血时，由于血液未及时与胃内容物发生反应，呕吐物呈鲜红色；陈旧性出血或出血相对缓慢，血液与胃内容物发生反应，因而呕吐物呈咖啡色；喷射状呕吐常提示颅内压增高；呕吐伴眩晕及眼球震颤，常见于前庭功能障碍。

（5）排泄物：排泄是机体将新陈代谢所产生的终产物排出体外的生理过程，是人体的基本生理需要之一，也是维持生命的必要条件之一。终产物包括汗液、痰液、粪、尿等，应注意观察其颜色、性状、量等。

1）尿液的观察：小儿的尿量有很大的个体差异，主要与液体的摄入量有关。正常尿量婴儿为 400 ~ 500 mL/d，幼儿为 500 ~ 600 mL/d，婴幼儿 < 200 mL/d 为少尿。颜色的变化与尿量、酸碱度、药物等因素有关。如使用利尿剂时，尿量增多且色淡，应准确记录患儿尿量，尿少患儿查找原因，及时告知医生，昏迷患儿如出现尿潴留，禁止挤压膀胱，防止颅内压增高加重病情，应遵医嘱给予留置尿管，注意观察尿液的颜色、性状、量。

2）大便的观察：保持大便通畅，观察大便的颜色有无异常，重症手足口病患儿消化道出血可出现柏油样便，应及时给予对症处理。

3）痰液的观察：支气管发生病变、呼吸道黏膜受到刺激，分泌物增多，可有痰液咳出。重症手足口病合并神经源性肺水肿患儿可出现口吐白色及粉红色、血性泡沫样痰，因此，观察痰液的性质、颜色和量对疾病的诊断有一定帮助。

2. 意识状态观察　意识状态（consciousness）表示大脑功能活动的综合表现，反映疾病对大脑的影响程度，是病情严重与否的表现之一。必要时观察瞳孔对光反应、角膜反射、对强刺激（疼痛）的反应、肢体活动等来判断其有无意识障碍及其程度。

意识障碍（disturbance of consciousness）是指个体对外界环境刺激缺乏正常反应的一种精神状态。当大脑高级神经中枢功能受到损害时，会引起不同程度的意识障碍。意识障碍依轻重程度不同可分为嗜睡、意识模糊、昏睡、昏迷。

（1）嗜睡（somnolence）：是最轻度的意识障碍。患儿处于持续睡眠状态，但能被言语或轻度刺激唤醒，醒后能正确、简单而缓慢地回答问题，但反应迟钝，刺激去除后又很快入睡。嗜睡是重症手足口病最轻的意识障碍。

（2）意识模糊（confusion）：是轻度的意识障碍，其程度较嗜睡深，表现为对自己和周围环境漠不关心，思维和语言不连贯，答话简短、迟钝，表情淡漠，对时间、地点、人物的定向力完全或部分发生障碍，可有错觉、幻觉、躁动不安、谵语或精神错乱。

（3）昏睡（stupor）：是中度意识障碍，患儿处于深睡状态，不易被唤醒，需经压迫眶上神经、摇动身体等强刺激或反复高声呼唤才能觉醒，醒后答话含糊不清或答非所问，很快入睡。注意观察患儿血压、脉搏、呼吸等的变化，对年龄较大患儿要防止坠床、跌伤的发生。

（4）昏迷（coma）：是最严重的意识障碍，是一种大脑深度无意识状态。昏迷按其程度可分为：浅昏迷与深昏迷。

1）浅昏迷：意识大部分丧失，无自主运动，对声、光刺激无反应，对疼痛刺激（如压迫眶上缘）可有痛苦表情及躲避反应。瞳孔对光反射、角膜反射、眼球运动、吞咽反射、咳嗽反射等可存在。呼吸、心率、血压无明显改变，可有大小便失禁或潴留，此时应注意观察意识状态，监测生命体征，保持呼吸道通畅，维持营养，保持二便通畅等。

2）深昏迷：意识完全丧失，对各种刺激均无反应，全身肌肉松弛，肢体呈现迟缓状态，深、浅反射均消失，偶有深反射亢进及病理反射出现，大小便失禁或潴留。

EV71具有嗜神经性，病毒可以在患病早期侵犯患儿的中枢神经系统，所以应对患儿进行严密观察，重点观察患儿是否出现精神差、极度烦躁、嗜睡、昏迷等神经系统受累症状。

3. 瞳孔的观察　瞳孔的变化是颅内疾病、昏迷等病情变化的一个重要指征。观察时应注意两侧瞳孔的大小、形状、是否对称，边缘是否整齐，对光反应及调节反射是否存在等，当患儿出现意识障碍时，瞳孔的观察也尤为重要，能为治疗疾病提供可靠依据。

（1）正常瞳孔：正常瞳孔呈圆形，两侧等大等圆，位置居中，对光反射灵敏。在自然光线下，直径2~5 mm，为正常瞳孔。重症患儿瞳孔的大小会发生相应的变化。

（2）瞳孔缩小：瞳孔直径小于 2 mm，称为瞳孔缩小，小于 1 mm，称为针尖样瞳孔。

（3）瞳孔散大：瞳孔直径大于 5 mm，称为瞳孔散大。双侧瞳孔散大常见于颅内压增高，重症患儿的瞳孔突然散大，常是病情急骤恶化的濒死状态。

（4）对光反射：正常瞳孔对光反射灵敏，并于光亮处瞳孔收缩，昏暗处瞳孔扩大。危重或深昏迷患儿瞳孔大小不随光线刺激而变化，瞳孔对光反射消失。

4. 生命体征的观察　生命体征（即体温、脉搏、呼吸、血压）是机体内在活动的一种客观反映，是衡量机体身心状况的可靠指标，贯穿于对患儿护理的全过程。

（1）体温：高热是手足口病患儿最典型的临床表现之一，因此对体温的观察尤为重要。正常情况腋下温度为 36～37 ℃，直肠温度为 36.5～37.7 ℃，重症患儿根据病情需要密切监测中心温度的变化。

（2）脉搏：在每个心动周期中，随着心脏的收缩与舒张，在表浅动脉上可摸到一次搏动称为脉搏。正常情况下脉率和心率是一致的。1～12 个月正常脉搏为 80～160 次/min，1～3 岁为 80～120 次/min，3～6 岁为 75～115 次/min，而体温每升高 1 ℃，脉搏增加 15 次/min。

（3）呼吸：呼吸是人体内外环境之间的气体交换，主要是吸入氧气，呼出二氧化碳，呼吸主要是受神经系统及化学、物理因素的调节。正常呼吸频率，小于 1 岁为 30～40 次/min，2～3 岁为 25～30 次/min，深度较均匀，有一定的节律。重症手足口病患儿应特别注意观察呼吸的频率和节律，是否出现呼吸浅促、呼吸困难、叹息样或抽泣样呼吸，如果出现呼吸衰竭，很容易引发神经源性肺水肿，是导致重症手足口病死亡的重要原因。对应用呼吸机的患儿应注意观察自主呼吸的恢复情况，并根据病情监测血气分析。

（4）血压：血压是血液在血管内流动时对血管壁的侧压力。重症手足口病患儿血压相对不稳定，尤其在无创血压测不到的情况下，可行有创动脉血压监测，通过观察血压曲线数值变化，对患儿进行实时动态监测，能准确反映血压的真实状况，及时发现患儿的病情变化，灵敏度大于无创血压监测。在使用多巴胺、米力农、硝普钠等特殊药物时，医生可根据血压监测值调整用药剂量，对重症手足口病患儿的临床抢救具有重要的意义。

5. 血氧饱和度 血氧饱和度是血液中被氧结合的氧合血红蛋白的容量占全部可结合的血红蛋白容量的百分比，即血液中血氧的浓度，它是呼吸循环的重要生理参数。重症患儿应用机械通气可改善通气和提高血氧饱和度，应密切监测血氧饱和度的变化，如有异常，及时通知医生给予对症处理。

6. 肌力 肌力指肌肉主动运动时的力量、幅度和速度。检查时令患儿做肢体伸缩动作，检查者从相反方向给予阻力，测试患儿对阻力的克服力量，并注意两侧比较。根据肌力的情况，一般将肌力分为以下 0～5 级，共六个级别。

0 级：完全瘫痪，测不到肌肉收缩。

1 级：仅测到肌肉收缩，但不能产生动作。

2 级：肢体能在床上平行移动，但不能抵抗自身重力，即不能抬离床面。

3 级：肢体可以克服地心吸收力，能抬离床面，但不能抵抗阻力。

4 级：肢体能做对抗外界阻力的运动，但不完全。

5 级：肌力正常。

7. 24 h 出入水量 24 h 出入水量是指正常人体每日液体的摄入量和排出量之间保持着动态的平衡。临床工作中通过对患儿出入液量的观察及正确记录，及时了解病情动态变化，并根据患儿的病情变化制定相应的治疗措施，有效控制了因液体量过多或过少对患儿治疗造成的不良后果，减少了并发症的发生。记录出入水量情况可以指导医生为患儿制订合理的补液方案，同时观察患儿病情的发展状况和病情改善情况。记录出入水量的内容如下。

(1) 每日摄入量：即进入患儿体内的量，包括饮食、水、输液量、输血量等。

(2) 每日排出量：包括尿量、呕吐物量、大便量、胃肠减压引流量、各种引流量（如胸腔引流液）、出血量等。出量除记录量以外，还需要观察其颜色、性质。

8. 药物应用的观察 药物应用是疾病治疗的重要手段之一。对于重症手足口病患儿，及时准确用药的同时，还要注意观察各种药物的疗效和不良反应。对一些特殊药物，如利尿剂、血管活性药、胰岛素、抗凝剂等，在使用前应对患儿情况有全面了解，并熟悉各有关药物的药理学知识。用药时严格执行查对制度，准确掌握剂量，必要时双人核对，注意给药的浓度、速度和方法，用药过程中随时观察效果及反应，同时细致观察患儿的血压、心率、尿量、神志等变化。

9. 心理状态的观察 重症手足口病患儿多为意识障碍，由于病情的进展及镇静药物的应用，其心理活动表现不明显，但对其人文关怀仍必不可少。病房环境整洁舒适，减少灯光、声音等刺激，各种诊疗操作动作轻柔，尽量集中进行。

二、对症护理

1. 发热的护理 发热是指机体在致热原作用下，使体温调节中枢的调定点上移而引起的调节性体温升高。正常人的体温保持在相对恒定的状态，通过对大脑和下丘脑的体温调节和神经体液的作用，使产热和散热保持动态平衡。一般而言，当腋下温度超过 37 ℃或口腔温度超过 37.3 ℃，一昼夜体温波动在 1 ℃以上可称为发热。

临床分级以口腔温度为例，发热程度可划分为：

（1）低热：37.3~38 ℃。

（2）中等热：38.1~39 ℃。

（3）高热：39.1~41 ℃。

（4）超高热：41 ℃以上。

患儿发热时，每 1 h 监测体温一次，体温 <38.5 ℃时，可不给退热药，松开棉被、多喂水即可；体温 >38.5 ℃时，可采取温水擦浴、外敷冰袋、冷盐水灌肠等和（或）药物降温，如应用对乙酰氨基酚或布洛芬。小于 2 岁者应避免使用阿司匹林，因可能引起瑞氏综合征。高热不退者用亚低温治疗，减轻脑细胞损伤。30 min 后复测体温一次，如患儿出汗较多，应及时擦干，避免受凉，同时警惕患儿虚脱现象，及时更换被服，使患儿舒适。

2. 皮肤护理 手足口病患儿大多有发热，发热时引起出汗，要及时更换衣物，保持皮肤清洁干燥。对于持续高热患儿进行亚低温治疗仪降温时用棉纱保护枕后和耳部，防止冻伤。重症患儿可以剔除头部毛发，以利于观察头部皮肤的异常变化。对于四肢功能正常的患儿要做好约束，防止皮肤摩擦伤，对于臀部有皮疹的患儿要勤换尿布，保持臀部清洁干燥。注意观察皮疹情况，防止感染，如有感染，需遵医嘱给予药物局部应用。保持床单位整洁、干燥、无渣屑，床单应及时消毒、换洗。禁用碱性肥皂及刺激性浴液清洗皮肤。患儿衣服要清洁、松软、宽大，防止皮疹摩擦破溃，减少皮肤各种刺激。勤剪指甲，防止抓破皮疹，必要时给患儿戴手套。皮疹初期可以用重组人干扰素 $\alpha - 2b$ 凝胶涂抹，待疱疹形成或疱疹破溃时可用碘伏涂抹局部皮肤，防止皮肤感染。

3. 口腔护理　每日要保持口腔清洁卫生，用生理盐水清洁口腔 $2 \sim 4$ 次/d，注意擦洗口腔时棉球蘸水不能过多过湿，以防止患儿窒息。可以用口腔炎喷雾剂，每次向口腔内喷药液适量，3 次/d，口腔炎喷雾剂具有消炎止痛、清热解毒的作用，对小儿口腔炎症有特效。对配合较好的患儿指导其多喝温开水，对于重症患儿应保持口腔清洁，可用生理盐水与碘甘油交替使用。手足口病患儿大多是 5 岁以下学龄前儿童，所以护理人员要有更多的耐心才能让操作顺利流畅地进行。针对小儿口腔较小的特点，使用棉签擦拭法，既便于操作，又能达到清洁口腔的目的，减少了手足口病患儿的恐惧感。手足口病患儿因为口腔疱疹，剧烈疼痛而产生拒食、张口困难、哭闹不眠的现象，需要合理地配合用药，增加足量的营养物质，才能减轻溃疡的疼痛感，有利于溃疡面的愈合。

4. 饮食护理　尽量为患儿提供清淡、易消化的流食和半流食，注意增加维生素类食物的摄入，以常温为宜，因较热的食物可增加患儿对疼痛的敏感性。危重患儿可以给予鼻饲喂养，每次注入牛奶或匀浆前观察患儿有无胃潴留和应激性溃疡，注意防止误吸和窒息，出现异常及时通知医生给予对症处理，记录每次鼻饲的量、内容、食物成分，根据病情变化及时调整。意识障碍患儿禁食期间或进食较差时通过中心静脉导管进行肠外静脉高营养治疗，注意体液及电解质平衡。

三、管道护理

重症手足口病患儿大多出现心血管系统、呼吸系统、神经系统并发症，病情发展迅速、死亡率高，因此管道护理显得尤为重要，应针对性的做好管道护理工作，减少并发症的发生，降低死亡率。

（一）胃管护理

重症手足口病患儿易出现消化道出血现象，应及时留置胃管并进行胃肠减压。胃肠减压可以减轻气管插管引起的胃胀气，同时可监测消化道出血情况。护理如下。

1. 选择合适的胃管 婴幼儿鼻黏膜薄弱，易损伤，根据患儿年龄及鼻孔大小选择材质适中的鼻胃管。

2. 置入胃管和妥善固定 置入胃管动作轻柔，对待清醒患儿，取得其配合，插管时如碰到阻力，切勿强行置入，应查明发生原因，直至顺利插入。对待意识障碍患儿，将胃管插入时先用一些刺激手段使患儿产生吞咽反射，瞬时迅速送入胃管。也可采用侧位置管法，即患儿取侧卧位，操作者面对患儿一侧鼻孔将胃管插入。采用适宜方法固定，预防脱管。

3. 连接胃肠减压装置 注意观察引流物颜色、性状、量的多少，出现异常，及时告知医生处理。

4. 鼻饲 进行鼻饲时，注意胃管位置，抽吸胃液并评估排空程度，注意鼻饲液的温度，提倡重力喂养，保证前后冲管。

5. 异常情况 引流物出现血性物质，及时告知医生，对症处理（洗胃、止血药物应用等），密切观察生命体征变化。

（二）气管插管护理

重症手足口病患儿随着病情的快速进展，表现为神经系统受累和急性循环呼吸衰竭，应做好高级生命支持，加强气管插管的护理。护理如下。

1. 妥善固定气管插管 每4 h 观察导管及牙垫周围皮肤情况，避免压力性损伤的发生。

2. 准确记录插管长度 在气管插管固定切牙位置做好标识，班班交接，标识不清或固定不牢时及时更换。呼吸机管道处于"两高一低"的状态，避免管道积水影响有效通气。

3. 加强口腔护理 根据医嘱每6 h 一次进行口腔护理，注意擦洗口腔时棉球蘸水不能过多过湿，以防止引起吸入性肺炎。

4. 加强导管护理 采用带囊气管导管插管时，保持气囊压力适宜，定时放气，保持呼吸道通畅，适时按需吸痰，严格无菌操作，肺出血时禁止气道吸痰。

5. 严格观察呼吸机辅助通气的效果 观察患儿有无人机对抗，适当约束，避免脱管，每日查血气分析观察患儿氧合的情况，发现变化及时报告医生，按需调节呼吸机模式及各项参数。

6. 观察并发症 观察有无气胸及预防呼吸机相关肺炎的发生。严密观察患儿的病情、生命体征及各项参数的变化，及时处理呼吸机报警。

（三）导尿管护理

重症手足口病患儿有尿潴留时行留置导尿，护理措施如下。

1. 严格无菌操作　根据患儿年龄选择合适的导尿管，按护理常规进行操作，插入长度以有尿流出再插入 2 cm 为原则，若将导尿管误插入阴道或尿管脱出时，应立即拔出，更换导尿管后重新操作。

2. 导尿管及其附件的护理　留置导尿管每 2~3 h 开放 1 次，并记录尿量，引流袋中的尿液应及时倾倒，避免返流引起逆行感染，及时记录尿液的性状及量。

3. 注意事项　禁止按压膀胱及腹部，以免反射性引起颅内压增高，加重脑水肿。留置尿管期间，每周一次更换引流袋，观察尿液的颜色、性质及量，发现异常及时报告医生处理。

（四）中心静脉导管护理

重症手足口病患儿需要长期的静脉治疗，同时由于丙种球蛋白、甘露醇、甘油果糖及静脉高营养的应用，静脉的利用率高，发生静脉炎的概率增大，中心静脉置管可减少静脉炎的发生率。护理措施如下。

1. 导管的维护　无菌透明敷料应至少每 7 d 更换 1 次，无菌纱布敷料应至少每 2 d 更换一次，若穿刺部位发生渗液、渗血时应及时更换敷料，穿刺部位的敷料发生松动、污染等完整性受损时应立即更换。更换过程中观察穿刺点周围及沿静脉走向有无出现红、肿、热、痛等炎症反应，并给予皮肤消毒剂消毒穿刺点及其周围皮肤。

2. 预防导管相关性血流感染　操作人员在穿刺过程中要严格遵守无菌操作原则，输注液体接输液器时，先消毒接口后再接上输液器和测压管道。穿刺部位外的周围皮肤也应保持清洁、干燥，预防感染。

3. 预防管道堵塞　给药前后宜用生理盐水脉冲式冲洗导管，如果遇到阻力或抽吸时无回血，应进一步确定导管的通畅性，不应强行冲洗导管。另外，输注液体时应注意药物的配伍禁忌，防止不同药物混合后微小颗粒导致堵管，输液结束后应用肝素盐水冲管，每次 4~5 mL，每 4~6 h 冲管 1 次，防止血凝块堵塞导管。输液完毕应用导管容积加延长管容积 2 倍的生理盐水或肝素盐水正压封管，冲管和封管应使用 10 mL 及以上注射器或一次性专用冲洗装置。

4. 预防空气栓塞　空气栓塞是一种严重的并发症，处理不及时可立即引起死亡。在连接输液器时应排尽空气再连接，保持导管的连续性和完整性。输液过程中应加强巡视，及时更换药液，防止液体漏空致空气进入血管，形成栓塞。认真检查输液系统各个连接点，进行妥善的固定，防止输液连接管脱落。

5. 预防导管脱落　加强巡视，做好床边交接班，将导管外露长度列入交接班内容，以便及时确认有无导管脱出。意识模糊或躁动不安的患儿除适当镇静外，应对肢体进行必要的约束，防止意外拔管。更换敷料时动作要轻柔、缓慢，避免牵拉导管，妥善固定。

6. 对于输注高能物质的处理　输入高渗糖、脂肪乳剂、氨基酸等高能营养物质以后，应使用生理盐水冲洗导管，减少高能营养物质在血管内的残留和刺激，降低感染率及堵管率。

四、特殊药物应用的护理

（一）血管活性药物使用过程中的护理

血管活性药物是一类通过调节血管舒缩状态从而改变血管功能和改善微循环血流灌注的药物。重症手足口病患儿病情处于心肺功能衰竭前期和心肺功能衰竭期，需给予血管活性药物应用，由于血管活性药物具有的特殊性，微小剂量的药物改变就可能导致不佳的疗效或导致心率增快、心律失常、死亡等。因此如何做到有效、精确、安全使用血管活性药物非常重要。使用血管活性药物护理重点如下。

1. 用药前沟通　让患儿家长了解治疗，向他们讲解药物名称、用药过程中的不良反应、注意事项、持续使用时间及泵入速度等，签署血管活性药物使用知情同意书，让他们认识到治疗的重要性，配合治疗，从而达到最佳的疗效。

2. 静脉穿刺　静脉穿刺时应选择弹性好、直、粗的血管，严禁在末梢小血管，尤其是指（趾）小血管等部位进行穿刺。熟练掌握静脉穿刺技术，提高一次穿刺成功率。如需置中心静脉导管，应告知患儿家长相关风险，签署中心静脉导管知情同意书。如患儿活动（翻身、肢体伸曲）或躁动后，应马上查看静脉导管是否脱出、连接处有无松脱、延长管有无漏液和折叠等。

3. 用药方式　给药前确认针头在血管内，回抽回血通畅后方可用药。

使用微量泵持续注入，严格按照微量泵的使用规范，熟练操作，放置要稳妥，准确调节参数，确保药物浓度的准确与恒定。药物将要泵完时，护理人员应遵医嘱提早配制，尽可能缩短更换间隔时间，以免因药物中断或浓度波动，引起血压、心率等变化。为避免血流动力学的突然改变，不要从血管活性药物通道再推注其他药物。如果临床需要多种血管活性药物同时使用时，可考虑使用三通管连接，但必须注意药物配伍禁忌。

4. 用药观察　责任护士要及时发现异常泵速，以确保输液安全，严密观察患儿血压、心率和病情变化，如发现异常要及时报告医生。注意穿刺部位有无渗漏、回血、肿胀、堵塞等，输液部位皮肤颜色、温度有无异常，沿血管走向有无条索状红线等，如出现上述情况，可疑静脉炎发生时，应立即停止输液，及时更换穿刺部位。床边挂"防外渗安全警示"标识，谨防药物外渗。

5. 交接制度　严格执行输液流程，在输液卡上注明药物使用的输注时间，认真做好血管活性药物的床边交接班，接班护士必须交接清楚药液的剂量、种类、浓度、连接管有高危药物标识、输液泵、输液管等，并填写交接班登记本。一旦发生药液变色，应立即废弃，重新配制。

（二）镇痛、镇静药物使用中的护理

重症手足口病易引发肺水肿、神经系统损伤等并发症，早期的机械通气治疗是救治成功的关键。然而，各种侵入性的检查和治疗，会对患儿造成严重的心理或生理影响，如心率加快、内源性儿茶酚胺增多、心肌耗氧量上升，各种应激反应都会导致患儿病情加重，所以镇痛或镇静药物应用已成为重症机械通气手足口病患儿治疗中的重要内容。镇静药联合镇痛药不但可以增加患儿的舒适度，还可以起协同作用，减少镇静药的用量。使用镇痛、镇静药物护理重点如下。

1. 效果评价　使用镇痛、镇静药物后，要对患儿进行效果评价。依据 Ramsay 评分和 FLACC 评分，对镇痛、镇静的患儿每日唤醒，评估镇静目标，可减少镇静药物的用量，缩短机械通气时间和住院时间。但在患儿清醒期间必须严密监测和护理，以防止患儿自行拔除气管插管和其他不良事件发生。大剂量应用镇静药物治疗超过 1 周，可产生药物依赖和戒断综合征。因此，为防止戒断症状，停药不应快速中断，而是有计划地逐渐减量。

镇静效果评估标准按 Ramsay 评分进行评估。见表 5 - 1。

表 5 - 1　Ramsay 评分法

分数	表现
1	焦虑、紧张、躁动不安
2	合作、安静、良好的定向力、对机械通气耐受良好
3	对指令有反应
4	轻叩眉间或巨大响声刺激反应敏捷
5	轻叩眉间或巨大响声刺激反应迟钝，对疼痛刺激无反应
6	轻叩眉间或巨大响声刺激无反应

注：2～4 分为镇静满意，5～6 分为镇静过度。

适当的镇静、镇痛可以改善患儿的舒适度并使器官功能得到保护。镇静不足，患儿焦虑、躁动，不利于患儿疾病恢复，易造成意外拔管、人机对抗等，增加护士工作量。镇静过度，容易造成患儿血压降低、机械通气时间延长、呼吸机相关性肺炎发生率增高、住院时间延长等。

镇痛效果评估标准按 FLACC 评分法进行评估。见表 5 - 2。

表 5 - 2　FLACC 评分法

分值	0	1	2
面部表情	无表情或笑容	偶尔出现痛苦表情或皱眉，不感兴趣，冷漠	频繁出现下颌抽动、牙关紧闭
腿	正常姿势或放松	不安、紧张	蜷曲、来回移动
活动	安静平躺姿势、活动正常	不安、来回移动、紧张	踢腿、僵硬或痉挛
哭叫	不哭（醒或处于睡眠状态）	呻吟、呜咽、偶尔哭诉	持续哭泣、尖叫，频繁出现哭诉
安抚	安静、放松	触摸、拥抱或讲话，转移注意力可安抚	安慰、安抚不止

注：本评分适用于 2 个月至 7 岁患儿。0 分：放松，舒适；1～3 分：轻度疼痛或者不适；4～6 分：中度疼痛或者不适；7～10 分：中度疼痛或不适。

2. 密切观察病情变化　镇静、镇痛药物对心血管系统有一定的抑制作用，常见的并发症是低血压。对于重症手足口病患儿常规监测中心静脉压和有创动脉压，可以第一时间发现患儿血液循环变化情况。在使用镇静、镇痛药物初期，密切观察患儿心率、血压变化，发现异常及时告知医生。对于持续人机对抗的患儿，不能单纯认为是镇静剂不足所致。首先，尽可能去除或减轻导致疼痛、焦虑或躁动的原因；其次，检查输液通路是否通畅，液体有没有外渗；再次，检查呼吸道是否通畅、设置的参数是否合适等。在排除其他原因之后，才考虑是否为镇静、镇痛药物剂量不足所致。

3. 呼吸道管理　机械通气患儿镇静、镇痛后，呼吸道内纤毛运动消失，自主咳痰能力下降，不能有效将分泌物嗽出，增加了气道阻塞和肺部感染的机会。生命体征相对平稳的患儿，定时翻身、拍背，进行胸部物理治疗，可以帮助患儿有效清除呼吸道分泌物，保持呼吸道通畅。吸引过程中注意观察患儿生命体征变化情况，如有异常，立即停止吸引，必要时及时通知医生。6～8 h监测一次血气。定时更换呼吸机管道，吸引时注意无菌操作，预防呼吸机相关肺炎发生。

4. 并发症的护理　重症手足口病患儿，循环差，使用镇静药物后，自主活动减少，具有压力性损伤高度危险的风险。使用气垫床，根据孩子年龄大小调节合适压力，定时翻身是预防压力性损伤的重要措施。定时对患儿进行被动肢体功能锻炼，保持良好的功能体位，有效预防静脉栓塞的发生。

（三）降颅压药物使用中的护理

重症手足口病患儿多有频繁抽搐、脑疝、呕吐等表现，因此应限制入量，积极给予甘露醇降颅压治疗。甘露醇在使用中护理重点如下。

1. 药品质量　甘露醇温度降低时容易结晶，析出的结晶静脉滴注后有引起血管栓塞和肾小管栓塞的危险，使用前应仔细检查，如有结晶，可置于热水中，或用力振荡待结晶完全溶解后再使用。

2. 观察用药效果　使用甘露醇时，护理人员要加强巡视，严密观察用药情况及用药效果，观察患儿意识及瞳孔变化，准确记录24 h尿量，发现异常应立即报告医生并及时处理。

3. 加强巡视　甘露醇为高渗性药物，使用时应注意观察穿刺部位。如有外渗及时采取措施，防止局部皮肤坏死。

4. 辅助检查　对于输注甘露醇的患儿，协助医生定时检验血电解质，维持水、电解质平衡。

（四）静脉用人免疫球蛋白

手足口病患儿有起病快、进展快的特点，早期使用静脉用人免疫球蛋白，能迅速提高患儿血液中的 IgG 水平，增强机体的抗感染能力和免疫调节功能。使用静脉用人免疫球蛋白应注意下列事项。

（1）溶液出现混浊、冰冻、异物、絮状物及摇不散的沉淀等，均不可使用。

（2）严格单独输注，不宜与其他药物或溶液混合使用。如有必要，可用5%葡萄糖溶液稀释。

（3）使用时密切观察有无变态反应，患儿一旦出现荨麻疹、咳嗽、发热等反应需立即停止使用。

（4）38 ℃以上体温暂不予输注。

五、有创动脉血压的监测及护理

有创动脉血压监测是将穿刺管直接置入动脉内，通过连接换能器的测压管直接测压的方法，能连续、准确地提供动脉收缩压、舒张压及平均动脉压的数据，并将压力转成电信号，在监护仪上绘制成动脉压力曲线，可随时发现动脉压力变化，还可以随时抽取动脉血做血气分析。

重症手足口病患儿进行有创动脉血压监测，可以动态反映每一心动周期的血压变化，并通过动脉压波形初步判断心血管功能，有助于密切观察Ⅲ期患儿心肌耗氧、周围血管阻力和心室后负荷等变化。此法不受人工加压减压、袖带宽窄度及松紧度的影响，具有诸多优点，因此成为儿童重症监护病房中最常用的血压监测方法之一。但该法具有创伤性，应严格掌握指征，熟悉穿刺技术、测压原理和操作流程。

（一）适应证
（1）血流动力学不稳定的重症手足口病患儿。
（2）神经源性肺水肿的重症手足口病患儿。
（3）需要持续应用血管活性药物的患儿。
（4）需反复采取动脉血气的患儿。
（5）心肺复苏及心肺复苏术后的患儿。

（二）禁忌证
（1）动脉置管部位及附近感染。
（2）有出血倾向。
（3）高凝状态。

（4）Allen 试验阳性：严禁对该侧桡动脉进行穿刺。

（三）监测方法

1. 部位选择　常用桡动脉、足背动脉、尺动脉，其次是股动脉、肱动脉。由于桡动脉解剖部位表浅，穿刺成功率高，而且手掌有桡、尺两个动脉双重血流供应，侧支循环丰富，为首选；其次为足背动脉和尺动脉，足背动脉比较表浅易摸到，而且也具备双重血流供应，穿刺易成功；尺动脉位置较桡动脉略深，在桡动脉或足背动脉不易找到或已多次穿刺时，可以选用；股动脉较粗大，有时在休克状态下也可扪及，因此在紧急情况下可以使用，但进针点必须在腹股沟韧带以下，以免误伤髂外动脉，引起腹膜后血肿，且此处与会阴部较近，容易受大小便污染，因此，即使使用股动脉，也要尽量缩短使用时间，避免相关血流感染；肱动脉在肘窝上方，肱二头肌内侧可触及，但位置深，穿刺时易滑动，并且侧支循环少，一旦发生血栓，可发生前臂缺血性损伤，一般不用。

2. 操作步骤

（1）以桡动脉为例（最常用左侧）：置管前先评估肢体功能及桡动脉穿刺部位皮肤情况，不得在肢体功能障碍及皮肤感染或破损处置管。Allen 试验：评估尺动脉掌浅弓的侧支分流。观察手掌转红时间，正常人 5~7 s，平均 3 s，<7 s 表示循环良好，8~15 s 属可疑，>15 s 血供不足。>7 s 者属 Allen 试验阳性，不宜选桡动脉穿刺。对于昏迷或休克患儿可利用监护仪屏幕上的 SpO_2 脉搏波和数字来判断。举高患儿穿刺手，操作者双手同时按压尺、桡动脉显示平线和数字消失。放低患儿手，松开尺动脉，屏幕出现波形和数字，表示正常，说明尺动脉供血良好；如不显示即为异常，需改用右手，用同样方法实验，或改选其他穿刺部位进行监测。

（2）手法：患儿平卧或侧卧，上肢外展，掌心向上，先找到掌根腕横纹的中点，再找此中点到桡动脉一侧的中点，即腕横纹的 1/4 和 3/4 交界处，触摸搏动，进针点选于第一腕横纹与第二腕横纹之间，即搏动最明显处。操作者左手掌托住患儿穿刺侧手背，拇指置于其掌心，将手掌轻轻拉向手背，充分暴露穿刺处，右手持针，体型偏瘦的婴幼儿进针角度 20°~30°，偏胖的婴幼儿进针角度 30°~45°。见回血后固定针芯，将外套管向前推送 1~2 mm，撤出针芯，这时套管尾部会有鲜血快速涌出，说明穿刺成功，将患儿的手放平，连接管道，局部再次消毒后用无菌敷料覆盖，固定针头即可。

3. 测压原理　有创血压监测装置是由冲洗装置、传感器和连接管道三部分组成。套管针穿刺成功后，首先连接管道，用肝素生理盐水以 1～3 mL/h 的速度连续冲洗管道，以防动脉血压力过大，血液回流造成导管堵塞。再将压力传感器固定于第 4 肋腋中线水平，相当于心脏水平，然后将传感器的另一端与监护仪上的导联线连接，为有效地保持动脉测压管的通畅性，可使用微量泵持续泵入，或将配置好的袋装肝素液置于加压输液袋内，将压力加至 150 mmHg（1 mmHg = 0.133 kPa）左右，体重较大患儿应将压力加至 300 mmHg。有创血压的传感器是由流量控制器、传感器芯片和三通组成的。流量控制器可以保持冲洗液低速注入血管。传感器芯片可以采集血压信号，将压力信号转化为电信号。三通可以选择液体的流向，包括排气、系统校零和血液的取样。旋转三通开关，使传感器与大气压力相通，按监护仪上校零键，当屏幕上压力曲线为一条直线，并显示数字为 "0" 时，表示校零成功。此时，再次旋转三通开关，使传感器与动脉相通，监护仪上会出现压力曲线和数字，这时测得的血压即为最原始的有创血压，此数值的动态变化即为我们判断病情变化的依据。为保证传感器的精准度，连接从患儿到传感器之间的冲洗装置时，要保证测压系统内不能有气泡。在使用传感器测压时，应注意传感器的高度应与右心房在同一水平，在传感器高于右心房水平时血压明显下降，而在低于右心房水平时明显升高，传感器的位置每改变 5 cm，血压值就会改变 3～4 mmHg。因此，当患儿体位改变时应随时调整传感器的高度，注意系统校零，避免由此而造成的测量误差。

（四）并发症的预防及护理

1. 血栓　①选择粗细适宜的套管针，提高一次穿刺成功率，避免损伤血管内壁；②持续肝素液冲洗，1～3 mL/h，浓度为 2～4 u/mL；③动脉波形异常或呈直线状，要首先怀疑导管阻塞，要先回抽，发现血凝块，应立即抽出，不可向血管内回推，若反复出现血凝块，应立即告知医生，复查凝血四项和 D - 二聚体，必要时立即拔除。

2. 肢端缺血　严密观察四肢末梢循环及穿刺肢体的肢端情况，一旦发现肢端皮肤发花或出现发绀，应立即拔除，重新选择部位置管。

3. 局部血肿　①避免反复穿刺，减少损伤；②拔管后，用棉球或纱布压迫穿刺点，禁止用棉签压迫，时间 5～10 min，力度适中，注意观察有无出血；③对使用抗凝剂的患儿，应密切观察局部有无再出血。

4. 感染　①严格无菌操作，使用透明敷贴固定，便于随时观察穿刺部位是否有渗血、渗液，一旦发现，应再次消毒，及时更换敷贴。②发现穿刺处皮肤出现红肿、溃烂等感染迹象时应立即拔管。置管时间不超过7 d。③更换敷贴时动作应轻柔，可采取0°或180°撕除法，以避免因更换敷贴对皮肤表面所造成的损伤，一旦发生皮肤破损，应做好清洁消毒，防止继发感染。

5. 出血　①操作时，动作轻柔，避免拉扯测压管，造成管道脱出引发出血；②抽取血标本或血气标本时，应检查各连接管、三通、冲洗装置等衔接部位的旋钮是否连接紧密，防止松脱引发出血；③躁动的患儿应用约束带固定肢体，避免误拔导管或管道脱出引发出血。

（五）动脉压力波形及意义

正常动脉压力波形分升支、降支和重搏波。升支表示心室射血到主动脉，其顶峰即为收缩压；降支表示血液从大动脉流向外周，当主动脉压力大于心室压力时，主动脉瓣关闭和大动脉的回弹形成重搏波。

1. 正常动脉压波形　大小一致，降支上有一不明显切迹。

2. 高大跳跃波形　压力波形变大，升支迅速上升，波峰短暂，降支快速下降。多见于主动脉瓣关闭不全或高血压病。

3. 圆钝波　压力波形波幅降低，顶峰圆钝，重搏切迹不明显。多见于心肌收缩功能降低或血容量不足。

4. 双重搏动波形　压力波形有两个收缩峰压，见于主动脉狭窄合并关闭不全。

5. 交替变化波形　提示左心衰竭。

6. 不规则波　见于心律失常，如房颤、二联律等。

六、中心静脉压的监测及护理

1. 概念　中心静脉压（central venous pressure，CVP）主要反映右心室前负荷，即进入心的血量与心搏出该血量的效率。它代表右心房或上、下腔静脉近右心房的压力。可反映体内血容量、静脉回心血量、右心房充盈压力或右心功能的变化，对指导输血、输液治疗的量及速度，防止心脏负荷过度及指导利尿药的应用等具有重要的参考意义。

2. CVP的适应证

（1）各类重症休克及需抢救的危重患儿。

（2）脱水、失血和血容量不足。

（3）心力衰竭和低排综合征。

（4）大量输血和换血疗法。

（5）静脉输液给药（如静脉高浓度给 KCl 等）和静脉高营养疗法。

（6）心血管及其他大而复杂的手术。

3. 临床意义　CVP 的正常值为 0.588 ~ 1.18 kPa（6 ~ 12 cmH$_2$O），CVP < 0.49 kPa（5 cmH$_2$O）常提示血容量不足或右心房充盈欠佳，CVP > 1.47 kPa（15 cmH$_2$O）时，则表示右心功能不良（心力衰竭）或肺循环阻力增高。当患儿出现左心功能不全时，CVP 也就失去了参考价值。临床上通常根据 CVP 与血压、尿量的关系来分析病情。如表 5 - 3。

表 5 - 3　CVP 与血压、尿量的关系

CVP	血压	尿量	临床提示	处理原则
下降	下降	减少	血容量不足或血管扩张	充分补液
下降	增加	减少	回心血容量不足，周围血管收缩	给予扩容、补液
增加	下降	减少	血容量相对过多，心肌收缩无力或输液量过多	给予强心药物应用，纠正酸中毒，舒张血管
增加	增加	减少	右心功能不全，肺循环阻力增加，血管收缩或肾功能不全	给予血管扩张药物和利尿处理
正常	下降	减少	右心功能不全，血管收缩，心输出量降低	补液试验
增加	增加	增加	血容量过多，组织间液回流量大	利尿、强心
增加	正常	正常或减少	血容量超负荷或存在右心衰	严格控制输液滴数及液体入量，改善心脏功能、利尿

4. 测压装置

（1）包括监护仪测压模块、压力传感器、三通、连接导线。

（2）将监护仪上测压模块通过导线与压力传感器相连，一路通大气压，一路通过连接管与患儿端中心静脉导管相连。整个装置必须是密闭的，充满肝素稀释溶液。测压时压力信号通过管道内的液体、传感器等将压力信号转换成电信号，在监护仪上显示。

5. CVP 的护理

（1）确保中心静脉导管（CVC）通畅，每间隔 4 h，可用 10 u/mL 肝素

溶液冲管，保证导管的通畅性。同时将导管与压力传感器连接紧密牢固，防止因接头松脱而导致出血。

（2）确定导管位置正确，测定中心静脉压，导管尖端必须位于右心房或近右心房的上、下腔静脉内。每次测压前要先抽吸有无回血，如回血不畅或无回血应考虑导管是否滑出，或导管紧贴静脉壁，或被静脉瓣堵塞，此时应及时调整导管位置后再行测定。

（3）保持测压的准确性，每次测压均应调至零点。零点是对准腋中线与第四肋间的交叉点，调整好压力传感器的位置，以此点作为右心房水平。校零点后，测得静脉压力，即为 CVP 值。

（4）排除干扰因素，机械通气时，若吸气压 > 25 cmH$_2$O，胸内压力升高，测得 CVP 值也偏高，因此测压时应暂时脱离呼吸机 10 s 左右，目的是去除呼吸机压力对数值的影响。咳嗽、呕吐、躁动、抽搐、膀胱充盈或用力时均影响 CVP 水平，遇此情况时应在患儿安静 10 ~ 15 min 后再行测定。另外，若患儿体位改变时，应及时调整零点以免误差。

（5）测压通路应尽量避免进入升压药或其他血管活性药物，以免测压时药液输入中断，引起病情波动。

（6）每次测压应严格无菌操作，保持穿刺部位清洁、干燥，无菌薄膜敷料 7 d 更换一次，如有潮湿、卷边、血渍等及时更换，避免造成导管相关血流感染。

（7）如穿刺部位有红、肿、疼痛等炎症反应，较多渗出或脓性分泌物等感染迹象时，应拔出导管。拔出后要压迫 5 ~ 10 min，必要时局部使用沙袋加压止血，密切观察局部有无红肿及血肿形成，局部严格消毒后用无菌敷料覆盖 24 h。

七、亚低温治疗的护理

EV71 病毒易侵犯丘脑、脑干及上颈髓，使体温调节中枢受损而导致持续高热，难以退至正常。持续高热可使脑血流量、脑组织氧代谢增加，造成颅内压升高，加重脑细胞损害，使机体代谢增加，加速器官衰竭，导致呼吸、循环衰竭和消化道出血等一系列并发症。为了预防患儿持续高热，常采用亚低温治疗。

亚低温（体温在 28 ~ 35 ℃）时，对患儿脑血流有调节作用，可降低脑氧代谢率、改善细胞能量代谢、减少兴奋性氨基酸的释放、减少氧自由基的生成、减少细胞内钙超载、增加神经元泛素的合成、减少神经元坏死和死亡、促进细胞间信号传导的恢复、减少脑梗死的面积、降低脑细胞代谢、减轻脑水肿、减轻脑损害。

亚低温治疗仪（降温毯）是利用压缩机提供的冷源，经过特殊的冷水循环，以冰毯、冰帽与患儿身体、头部接触，循环水流制冷后，传导散热，降低高热患儿的体温。由因其降温效果好，便于对患儿的体温进行控制而广泛应用于儿科危重症患儿，并得到了较好的效果。

（一）亚低温治疗仪使用的适应证及禁忌证

1. 适应证

（1）脑保护。

（2）难以控制的中枢性高热。

（3）严重感染引起的高热、惊厥。

（4）中毒性休克、创伤性休克及严重烧伤患儿。

（5）颅内压持续增高的患儿。

（6）心肺复苏后的患儿。

（7）机体局部降温。

2. 禁忌证

（1）严重心功能不全。

（2）合并低血压，休克尚未彻底纠正。

（3）全身衰竭状态。

（4）严重缺氧尚未纠正。

（二）亚低温治疗仪使用操作前的准备

1. 仪器设备的准备

（1）仔细检查各机件、接口、导线连接是否紧密，有无脱落；检查后，从水箱加水口加入500 mL的95%酒精，然后再加入蒸馏水（约4 500 mL）至最高水位显示线，也可以从排水管处观察水位情况。

（2）根据患儿年龄、体温及病情，选择大小合适的冰帽、冰毯或毯帽合用。婴幼儿一般单选儿童冰帽，不用冰毯；学龄前儿童选用儿童冰毯、冰帽；学龄儿童宜选用成人冰毯、冰帽。若患儿体温在38.5～39.5 ℃，一般仅使用冰帽进行脑保护；若患儿体温在39.5 ℃以上，应毯帽合用。

（3）将机器推至患儿床旁，固定位置；四个侧面距墙壁或其他物体

10 cm以上，保持良好的通风。

（4）连接电源，电源线插头避免裸露，防止漏电。

（5）将冰毯或冰帽平铺于床上，按标记方向接好（出入水接口有方向标志），插好体温传感器。

（6）设定机器水温（4～10 ℃）及水温上、下限报警值（±1 ℃）。

（7）在冰毯、冰帽上铺棉质吸水性能好的床单备用。

2. 患儿的准备

（1）评估患儿病情，严格掌握亚低温治疗的适应证和禁忌证。

（2）亚低温治疗仪应用前，需严密监测患儿体温变化。如体温 >38.5 ℃，且采取其他降温措施效果差，应立即应用亚低温治疗仪。

（3）使用前，患儿枕后垫医用棉垫，用医用棉垫包裹耳部进行保护，避免引起冻伤。毯面不可触及患儿颈部，以免引起副交感神经兴奋而导致心动过缓。

（4）将体温传感器固定于患儿腋下，即可开机使用。

（三）亚低温治疗仪使用过程中的观察与护理

1. 仪器设备的观察

（1）使用过程严密观察仪器的运转是否良好；保持导水管不扭曲、打折。

（2）严密观察显示屏的水温显示（4～10 ℃），出现水温报警应及时查找原因，排除故障。

（3）及时观察冰毯、冰帽表面，接口处及软管上有无冷凝水形成，如有应立即用毛巾擦干，防止浸湿床单，损伤患儿皮肤。

（4）使用亚低温治疗仪的过程中，注意观察体温探头的放置位置；要经常检查体温探头有无脱落及放置位置是否合适。

（5）长时间使用亚低温治疗仪的患儿，要观察水箱内水位情况，必要时及时添加。

2. 患儿的观察与护理

（1）体位：患儿取平卧位，保证皮肤与冰毯的充分接触，以取得好的降温效果。

（2）生命体征：严密观察患儿心电监测、有创动脉血压、呼吸、血氧饱和度，以及神志、瞳孔变化。严格床头交接班并做好记录，1 次/h。

（3）皮肤护理：每1～2 h 翻身一次，必要时使用气垫床；翻身同时检查受压处皮肤，肩胛部、骶尾部骨突处可加医用棉垫以防止冻伤、坏死和压力性损伤的发生。如患儿皮肤出现青紫、发花，表示血液循环障碍，应该立即停止使用亚低温治疗仪。

（4）体温护理：严密观察患儿体温变化，维持体温在36~37℃；一般使用3~5 d，最长为5~7 d，长时间的低温治疗也可加重脑缺血。如体温过低，应及时停用亚低温治疗仪，采取加盖棉被等保暖措施。

（5）末梢循环情况：重症手足口病患儿高热时，常伴有周围循环衰竭表现，如四肢末梢湿冷、发花，严重者可出现发绀。此时患儿的微血管收缩，不利于体内热量散出。因此，要密切观察末梢循环情况，必要时四肢给予保暖套进行保暖。禁用暖水袋保暖，以免因微循环障碍，造成局部烫伤。

（6）气道护理：低温易致呼吸减慢，换气量和潮气量下降，咳嗽反射、吞咽反射减弱，需注意监测呼吸频率、节律、深度的变化，保持呼吸道通畅。患儿如进行机械通气，应重视人工气道的管理、湿化及温化，同时重视患儿的镇痛、镇静。

（四）亚低温治疗仪使用后的处理及护理

1. 仪器设备使用后的消毒处理及保养

（1）主机、管道表面传感器及体温探头用含有效氯1 000 mg/L消毒液擦拭作用30 min后清水擦拭干净、晾干、备用。

（2）专人定期检测、保养，使其处于备用状态。

（3）做好检测、保养记录。

2. 患儿使用后的护理

（1）患儿停用亚低温治疗仪后应及时撤去冰毯、冰帽，对全身皮肤完整性进行评估。

（2）观察四肢末梢循环情况，如有异常，及时采取措施。

（3）做好记录。

八、密闭式吸痰管的应用及护理

1. 概念　密闭式吸痰是指在不脱开呼吸机和不停止机械通气状态下进行气管内吸引的一种装置。吸痰管外套有透明薄膜，整个吸痰过程都在封闭情况下完成，操作者不需要戴手套即可进行操作。

2. 密闭式吸痰管的部件组成结构　负压控制钮、吸痰管、保护外套膜、呼吸机连接口、气管插管或气管切开套管连接口、加药口、生理盐水灌注口、痰液观察区。如图 5-1 所示。

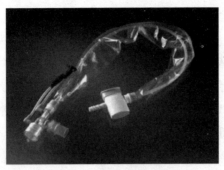

图 5-1 密闭式吸痰管

3. 适应证

（1）呼吸道传染病患儿。

（2）痰液、分泌物较多者。

（3）免疫力低下患儿。

（4）对氧依赖的患儿。

（5）肺出血、高呼气末正压状态通气患儿。

4. 优点 与传统式气管内吸痰对比，优点如下。

（1）保证人工气道通气支持的连续性，保证呼气末正压通气持续有效，一定程度上降低肺萎缩和肺出血的发生率。减少患儿缺氧引起的一系列并发症，降低了住院费用，为患儿带来实惠。

（2）防止交叉感染，降低呼吸机相关性肺炎的发生。

（3）密闭式吸痰管 24 h 更换一次，减少了物品的消耗和医用垃圾处理成本。

（4）保护医护人员的安全，降低了医务人员的感染率。

（5）降低清醒上机患儿对吸痰时断开呼吸机的恐惧感，提高气道管理、护理质量。

5. 缺点

（1）密闭式吸痰管质地较硬，活动度受限，易造成气道黏膜的损伤、出血。

（2）产生内源性高呼气末正压。

6. 操作步骤

（1）从包装内取出密闭式吸痰管，注意要保持 T 型连接口无菌，一端与患儿的气管插管或气管切开套管连接，另一端与呼吸机连接，打开负压连接口的保护盖，与负压吸引连接管相连接。

（2）由加药口注入适量的气道湿化液，病情允许可进行叩背，使痰液从气管壁松脱。

吸引时，左手固定 T 型连接管，右手拇指和示指将吸痰管插入气管内管至所需深度，右手按压负压控制钮并向外缓慢抽出吸痰管，直到看到吸痰管下端的黑色指示线为止。因为吸痰管头端有不对称的侧孔，所以吸痰时不需要旋转，每次抽痰尽量控制在 10 ~ 15 s。

（3）若患儿分泌物较黏稠，可由加药口注入气道湿化液后再次进行吸痰操作，或注入气管扩张剂，以达到扩张气管的目的。

（4）痰管冲洗时，由 10 mL 注射器注入无菌生理盐水或无菌蒸馏水并同时按下抽吸控制钮抽吸、清洗管壁。

7. 注意事项

（1）密闭式吸痰管使用 24 h 需更换。

（2）进行痰液冲洗时注射器压力不要过大，要同时按下负压控制钮进行抽吸。

（3）注入湿化液或冲洗液时不要急于拔掉注射器，等到操作完毕后反折透明管子再拔出注射器。

（4）整个操作完成后要检查注药口、冲洗口和负压吸引器连接口的盖子是否盖好，以防漏气。

（5）若是中心负压吸引持续连接，吸痰操作完成后要注意把负压关闭。

第四节　气道管理

重症 EV71 感染的患儿常并发肺水肿、肺出血、急性弛缓性瘫痪、心肌炎等严重并发症，导致呼吸衰竭，需要呼吸支持，行机械通气治疗。临床上机械通气分为无创机械通气和有创机械通气，结合患儿的临床特征及血气分析，判断患儿呼吸衰竭的严重程度，选用合适的机械通气方式。

机械通气作为一种治疗手段，无论是有创还是无创通气方式，均需要细致的护理。护理不当，如人工气道脱管、堵塞等，不及时处理，将影响通气效果，甚至危及患儿生命。同时严格无菌操作、落实消毒隔离措施，避免交叉感染及呼吸机相关性肺炎的发生，对于患儿也是至关重要的。

一、无创机械通气的护理

无创机械通气又称持续气道正压通气，通过调节呼吸机流速（Flow）、呼气末正压（PEEP）、吸入氧浓度（FiO_2）等参数，连接前置鼻管，并通过鼻塞或鼻罩置于患儿的鼻部，形成密闭的正压通气回路。因其无创、应用方便，近年来在临床中应用较为广泛，然而也存在一些胃肠胀气、通气效果不稳定、不便于痰液引流等问题，也需要在使用中加强关注。

1. 选择合适鼻塞或鼻罩　一般厂家均配备有多种型号的鼻塞或鼻罩，同时还有适合婴幼儿测量鼻孔及鼻孔间距的专用尺子，快速测量后，选择好鼻塞或鼻罩连接在前置鼻管上。

2. 局部皮肤黏膜的清洁　做好鼻腔分泌物的清理，避免因分泌物过多，导致鼻腔通气受阻。同时还要清洁面部皮肤，以免影响鼻塞的固定。另外，面部皮肤长时间粘贴胶布进行固定易导致皮肤破损，可以剪裁尺寸适中的水胶体敷料先贴于面部，再进行胶布的粘贴固定。

3. 调节合适的呼吸机参数　Flow 的调节取决于患儿的体重，一般为每分钟通气量的 4~6 倍；PEEP 的调节主要在于患儿的呼吸衰竭程度，压力选择 3~5 cmH_2O，一般不超过 8 cmH_2O；FiO_2 初始可设置为 60%，依据经皮氧饱和度监测，尽快降至 40% 以下，60% 的氧浓度，不应超过 4 h。同时应定时抽取动脉血标本，监测血气分析，以 $PaO_2 > 60$ mmHg 为有效通气指标。

4. 严密观察通气状况　实时监测生命体征（T、HR、R、SpO_2）及血流动力学的变化；同时还要密切观察鼻塞或鼻罩是否松脱、移位、堵塞，合适固定减少漏气。对于躁动的患儿，在恰当约束的基础上，可给予适当镇静剂，如咪达唑仑 1~3 $\mu g/$（kg·min），以保证有效通气。

5. 保持呼吸道通畅　给予气道充分的湿化，及时清理呼吸道分泌物，必要时进行雾化治疗以稀释痰液。长期卧床易导致患儿坠积性肺炎，可采取俯卧位通气，病变部位较深者，可采用胸部物理治疗及经纤维支气管镜肺泡灌洗术。

6. 防治并发症　注意鼻塞或鼻罩对局部皮肤黏膜的压迫情况，严格执行交接班，做到班班查看；对于出现局部皮肤黏膜损伤的患儿，要采取相应的护理措施，避免损伤加重。对于出现胃胀气的患儿，要及时置入胃管进行胃肠减压。勤变换体位、采取半卧位（床头抬高 20°~30°），减少呼吸机相关性肺炎（VAP）的发生。严格执行无菌技术操作原则，避免交叉感染。长期行无创机械通气的患儿，要每周更换呼吸机管道，交由消毒供应中心集中处理。同时湿化用水采用灭菌注射用水，24 h 更换。

二、有创机械通气的护理

重症 EV71 感染的患儿一旦出现肺水肿、肺出血等呼吸、循环并发症，患儿可在短时间内死亡，因此及早建立人工气道，进行有创机械通气治疗和护理干预，可明显提高患儿生存率和改善临床预后质量。

1. 机械通气的指征 ①呼吸频率及呼吸节律改变（呼吸暂停、双吸气、抽泣样呼吸、叹气样呼吸等）；②频繁抽搐，肢体无意识抖动、抽动；③眼球震颤，双眼凝视或眼球上翻；④短期内肺部出现湿啰音；⑤胸片显示肺部有渗出性改变；⑥面色苍白、苍灰、发绀；⑦四肢末梢冷、大理石纹、苍白或发绀，毛细血管充盈时间延长（>2 s）；⑧超过该年龄组正常心率，收缩压 >110 mmHg 或舒张压 <60 mmHg，超过 3 h。出现以上情况之一者，立即施行气管插管，给予呼吸机辅助通气。

2. 气管导管的选择和固定 患儿一般采取高 PEEP 通气，应选用高容低压的带囊气管导管，既能够密闭气道、防止漏气；又能够减少声门处的局部压迫而产生的水肿糜烂。重症 EV71 感染的患儿一般行机械通气时间较长，固定导管胶布长时间粘贴于面部皮肤，易造成皮肤的损伤，在面部皮肤上可以先贴敷一层水胶体敷料，再进行气管导管的胶布粘贴固定，同时要严格交接班，班班查看皮肤情况及气管导管插入深度、外露长度。

3. 有创机械通气患儿的护理 严密观察患儿的生命体征（T、HR、R、SpO_2）及有创动脉血压的监测；有条件者，可进行血流动力学的实时监测等。无禁忌证时，抬高床头 20°~30°，以增强静脉回流，预防呼吸机相关性肺炎的发生，同时 1~2 h 翻身一次，翻身时保持患儿头部与躯体呈一条直线；若患儿血流动力学不稳定，应采取平卧位，不宜频繁更换体位，可使用电动气垫床，防止压力性损伤的发生。

4. 机械通气时的吸痰护理 及时有效的吸痰，有助于保持呼吸道通畅。严格执行手卫生及无菌技术操作原则，在吸痰前后给予高浓度氧（>80%）2 min，增强体内氧储备，每次吸痰时间 <15 s，同时可给予振动排痰机

（肺出血、高 PEEP 通气的患儿禁用）辅助排痰。但是对于肺出血、高 PEEP 通气的患儿，不需要进行常规气道内吸痰，当必须进行气道内吸痰时，可采用密闭式吸痰管，在吸痰的整个操作过程中形成了一个密闭的系统，通过透明三通与人工气道、机械通气相连，不需要断开呼吸机即可进行吸痰，防止 PEEP 的突然下降，造成肺泡萎缩、肺不张及组织缺氧。

5. 程序化镇痛、镇静　镇痛和镇静治疗伴随重症 EV71 感染患儿的有创机械通气整个过程，它能够降低疾病应激，减少机体代谢和氧耗，保护脏器功能。然而"不足"与"过度"都会使重症患儿处于危险之中，如镇痛、镇静不足引起的躁动、人机不协调、非计划拔管等；镇痛、镇静过度引起的循环波动、脱机延迟、呼吸机相关性肺炎发生率的增加等。因此根据患儿病情的不同，制订个体程序化镇痛、镇静方案，通过实时监测患儿的镇痛、镇静深度（Ramsay 评分法和 FLACC 评分法），调节药物用量，维持患儿处于适度的镇痛、镇静状态。

6. 经纤维支气管镜肺泡灌洗　EV71 病毒具有嗜神经性，病变常累及脑干，导致重症手足口病患儿的吞咽、咳嗽反射减弱，肺部感染控制往往不太理想，易导致肺不张。可采取床旁纤维支气管镜肺泡灌洗术，来进行深部痰液吸引。术前 4 h、术后 2 h 患儿均需禁食水。准备好所需物品，经气管导管插入纤维支气管镜，根据病变部位，先进健侧、再进患侧。经由活检孔道注入 37 ℃生理盐水反复灌洗。术中要密切观察患儿的耐受情况，当 SpO_2 低于 85% 时，应停止操作。术后还需严密观察患儿的病情变化，及时发现并发症，及早处理。

7. 呼吸机的管理　一般选用压力控制（PC）通气模式，吸气峰压（PIP）15 ~ 25 cmH_2O，重度病变或肺出血的患儿 25 cmH_2O 或更高；机械通气频率（RR），参考各年龄组生理状态的呼吸频率来设置；呼气末正压（PEEP），中度病变的患儿 > 7 cmH_2O，肺水肿、肺出血的患儿 12 ~ 15 cmH_2O，高 PEEP 通气时需严密监测血流动力学指标及肺部情况，注意并发症的发生；吸入氧浓度（FiO_2），呼吸系统病变严重者或肺出血，初始时可给予 80% ~ 100%，以后逐渐下降至维持 SpO_2 90% 以上即可，FiO_2 尽可能 ≤50%。

8. 预防与控制呼吸机相关性肺炎　重症 EV71 感染的患儿由于病情危重，机械通气时间较长，呼吸机管道应每周更换一次，被污染时及时更换，交由消毒供应中心集中处理；呼吸机外表面每天擦拭消毒；湿化罐内采用灭菌注射用水，24 h 更换一次，保持冷凝水集水杯垂直并处于管道的最低位置，同时要及时倾倒；在没有禁忌证的情况下，抬高床头 20° ~ 30°，使患儿处于半卧位；加强医务人员手卫生，严格无菌操作。

9. 撤离呼吸机指征 ①已过疾病急性期（即病程超过 7 ~ 10 d）；②体温恢复正常；③肺部感染被控制；④无镇静、麻醉药使用情况下有自主呼吸，咳嗽、吞咽反射存在；⑤低呼吸机参数状态下血气分析正常；⑥无血管活性药物维持，血压正常；⑦胸片无异常。同时具备上述条件者可逐步撤离呼吸机。

三、气管切开患儿的护理

重症手足口病合并脑干脑炎的患儿，病变常累及脑干呼吸中枢，需长期行机械通气，为防止长期经口、鼻气管插管压迫声门，考虑行气管切开术，气管切开术患儿的护理如下。

1. 术后护理 将患儿安置在单人病房，保持空气流通，室温(24 ± 1.5 ℃)，湿度 80% 左右，吸入气道的气体要加温湿化，加强口腔护理，保证机体摄入充足的液体量，防止因机体失水造成呼吸道黏膜干燥。给予充足营养，保证足够的热量和水分，增强机体免疫力。患儿应采取抬高床头 30°，同时要合理安排鼻饲时间，在给予患儿鼻饲前应彻底吸痰，在鼻饲后 30 min 内尽量不要吸痰，防止胃内容物反流。在术后 72 h 内防止患儿大幅度地扭转头颈部，保持头颈部伸展位，气管套管应保持在气管的居中位置，防止套管移动，导致闭塞或脱出，密切观察患儿呼吸的深浅、频率、缺氧情况，及时吸痰，保持呼吸道通畅。

2. 吸痰护理 重症手足口病合并脑干脑炎的患儿，无法进行有效咳嗽、咳痰，容易引起肺部感染，故在密切观察患儿病情的同时，要注意做好吸痰护理。吸痰护理的要点及注意事项如下。

（1）吸痰管的选择。吸痰管的外径一般为气管插管内径的 1/2 ~ 2/3，过粗易使呼吸道通气不足，引起呼吸困难或窒息；过细则会导致插入次数增多和吸痰不尽。

（2）由于吸痰过程中，患儿的氧气被部分或完全中断，所以吸痰前要给予高浓度氧吸入 2 min 以增加机体的氧储备。

（3）气管切开的患儿失去气道湿化功能，容易产生气道阻塞、痰液黏稠等，为使痰液稀释易于吸出，吸痰前应先自气管内注入生理盐水 0.5 ~ 1 mL，待患儿行 5 ~ 10 次通气后吸出。

（4）吸痰时要在无负压的情况下插入吸痰管，以免损伤呼吸道黏膜。当达到合适深度后开放负压，边上提边旋转吸引，每次吸痰时间不得超过

15 s，连续吸痰不得超过 3 min，以免造成缺氧，吸痰动作要轻柔。

（5）在吸痰过程中，严格无菌操作，注意观察患儿的生命体征、面色及口唇颜色的变化情况，如有异常应立即停止吸痰，给予氧气吸入，吸痰后再次听诊双肺呼吸音以评价吸痰效果，结束后擦净患儿面部的呼吸道分泌物，安置患儿舒适体位。

3. 气管切开处日常护理

（1）防止伤口感染：由于痰液污染，术后伤口易于感染，所以每天至少换药一次。导管和伤口周围用碘伏消毒后，更换消毒纱布。如痰液较多，纱布垫被污染则随时消毒更换。

（2）防止外套管脱出：要经常注意套管是否在气管内，防止发生窒息，套管太短、固定的带子过松、气管切开口过低、颈部肿胀或切口纱布过厚等因素，都有可能导致脱管。

（3）保持内套管通畅：每隔 4 h 清理内套管 1 次。分泌物过多时，间隔 30 min 清理一次。取出内套管方法，左手按住外套管，右手旋开管上开关后取出，以防将气管套管全部拔出。妥善固定导管，以系带与皮肤之间能容纳一手指为宜。预防导管脱出或导管与呼吸机管道连接处松开。

（4）备齐急救药品和物品置患儿床头，包括同型号气管套管、气管扩张器、喉罩、复苏囊、面罩、外科手术剪、止血钳、换药用具、敷料、生理盐水、吸引器、氧气装置等都应备齐，以备急需。

4. 心理护理　关心体贴患儿，给予其精神安慰，患儿经气管切开术后不能发音，可采用书面交谈或动作表示，预防患儿因烦躁而自己将套管拔出，必要时给予约束。

5. 拔管护理　拔管前先堵管 24～48 h，如患儿清醒、睡眠时呼吸平稳，并且痰液减少，咳嗽能力恢复，可自行排痰后，可在次晨拔除套管，消毒周围皮肤，用蝶形胶布将创缘拉拢，伤口可自愈。拔管 1～2 d 应严密观察局部伤口情况。

6. 术后并发症的观察

（1）大出血：气管切开术后大出血是严重的并发症，如有出血可将气管套管周围填入止血纱条，压迫止血或重新结扎出血点。

（2）皮下气肿：通常由于暴露气管时，分离颈前软组织过多，气管切口过长或套管太短，缝合皮肤过紧而发生，开始在颈部，逐渐扩散到头及胸部，单纯皮下气肿不需要特殊处理，3~5 d 会自行吸收。

（3）气管食管瘘：切开气管软骨时切入过深而穿入气管后壁，损伤食管是导致气管食管瘘的常见原因，轻者用碘伏纱布填塞可自愈，若瘘口较大则需择期手术修补。

（4）气管套管脱出：患儿剧烈咳嗽导致套管脱出，如患儿再度发生呼吸困难，排除内外套管阻塞原因后应考虑气管套管脱出，可用一小片棉花置于套管口，观察棉花是否随呼吸运动上下飘动，如不飘动则说明套管不在气管内，应紧急拔出套管，撑开气管切口立即将原套管再度插入气管内，故患儿床旁应备气管切开包，以备不时之需。

四、撤除呼吸机的护理

（一）有创呼吸机撤离护理

1. 撤除呼吸机指征

（1）原发病已基本治愈或病情趋于稳定。

（2）营养状况及肌力良好，断开呼吸机后，呼吸平稳，无辅助呼吸参与呼吸现象。

（3）神志清楚、反应良好，有张口及咳嗽反射。

（4）神志清醒，肺部感染控制或基本控制，无痰或少痰。

（5）氧合良好，吸入氧浓度（FiO_2）＜40% 时，动脉血氧分压（PaO_2）＞60 mmHg，能够维持动脉血二氧化碳分压（$PaCO_2$）在相对正常范围内。

2. 护理要点

（1）取合适体位，备好吸氧装置。撤机时协助患儿取卧位或半卧位，以减轻腹腔脏器对膈肌的压迫，改善膈肌的运动。

（2）拔管当天禁食，留置胃管者吸空胃内容物防止反流误吸。长期留置气管导管者，拔管前使用激素类药物，以防喉头及气管黏膜水肿。充分吸除气管内分泌物及气囊上滞留物，拔管后鼓励年长清醒患儿咳嗽排痰，辅以拍背及雾化吸入。气管导管拔管后至少禁食水 4 h，防止会厌反射未恢复时引起反流误吸，对高危患儿做好再次插管的准备。

（3）严格遵守无菌技术操作原则，注意手卫生，做好呼吸机及管道的清洁消毒工作。

（4）关注并落实患儿的心理护理。

（二）无创呼吸机撤离护理

1. 撤除呼吸机指征

（1）导致呼吸衰竭的原发病因是否解除或正在解除之中，通过各方面临床资料的分析，认为引起患儿呼吸衰竭的原发病因已经去除或基本被控制。

（2）衡量患儿通气和氧合能力。患儿通气和氧合能力，是肺功能状况的主要体现。通气能力包括患儿的呼吸力量或幅度是否足够；氧合的能力是肺内气体交换的情况。

（3）衡量患儿咳嗽和主动排痰的能力。患儿咳嗽和主动排痰能力，对脱机的成败关系密切。咳嗽和排痰是保持呼吸道通畅的重要因素，而患儿的咳嗽能力受多种因素的影响，如咳嗽反射、呼吸肌的力量以及气道的通畅等影响因素，客观评估这些因素有助于撤机的顺利进行。

2. 护理要点

（1）取合适体位，备好吸氧装置。

（2）留置胃管减少胃胀气，拔管后鼓励咳嗽排痰，辅以拍背及雾化吸入，对高危患儿做好再次机械通气的准备。

（3）严格无菌技术原则，注意手卫生，做好呼吸机及管道的清洁消毒工作。

（4）做好心理护理，健康教育。

第五节　神经源性肺水肿、肺出血的护理

一、疾病概述

神经源性肺水肿（neurogenic pulmonary edema，NPE）是指在无原发性心、肺和肾等疾病的情况下，由颅脑损伤或中枢神经系统其他疾病引起的突发性颅内压增高而导致的急性肺水肿，又称"中枢性肺水肿"或"脑源性肺水肿"，病情严重者可表现为肺出血。重症手足口病并发神经源性肺水肿病情进展迅速，治疗困难，病死率高。神经源性肺水肿的早期诊断及治疗是抢救手足口病危重症患儿的关键。本病可严重影响呼吸功能，是临床上较常见的急性呼吸衰竭的病因。主要临床表现为极度呼吸困难、端坐呼吸、发绀、大汗淋漓，阵发性咳嗽伴大量白色或粉红色泡沫痰，双肺布满对称性湿啰音，X

线胸片可见两肺蝶形片状模糊阴影，晚期可出现休克甚至死亡。动脉血气分析早期可有低 O_2、低 CO_2 分压、严重缺 O_2、CO_2 潴留及混合性酸中毒。

二、临床表现

多数患儿在肺水肿前有手足口病症状或疱疹性咽峡炎，但也有患儿仅有发热而无皮疹。可有肌阵挛、眼球震颤及交感神经兴奋症状，如失眠、多汗、麻痹性肠梗阻、神经源性膀胱功能障碍，易惊恐或惊吓。起病急：早期表现为呼吸浅促、困难、烦躁、心率增快；后期出现口唇发绀，口吐白色、粉红色或血性泡沫液（痰），肺部可闻及痰鸣音或湿啰音，有时从呼吸急促到血性泡沫痰的过程非常短暂。氧合指数呈进行性下降。高血糖、白细胞升高和急性弛缓性瘫痪共同构成了神经源性肺水肿的高危因素，但其机制尚不清楚。

三、护理原则

（1）立即收住 ICU。

（2）给予重症监护。

（3）各种生命体征的监护：心电、呼吸、血压、体温、经皮氧饱和度等。

（4）插胃管、留置导尿。

（5）至少开放两条静脉通道，持续监测有创动脉压。

（6）有呼吸衰竭，特别是肺水肿患儿应及早给予气管插管，持续呼吸机辅助呼吸，及早插管行机械通气治疗是降低病死率的关键之一。

四、机械通气指征

（1）心跳、呼吸骤停。

（2）呼吸节律改变（呼吸暂停、双吸气、抽泣样呼吸、叹气样呼吸）。安静时与体温无关的呼吸频率，婴儿大于 60 次/min，幼儿大于 50 次/min，儿童大于 40 次/min。

（3）短期内肺部出现湿啰音。

（4）胸片可见肺部有渗出改变。

（5）频繁抽搐伴深度昏迷。

（6）面色苍白、苍灰、发绀。四肢末端湿冷、发绀，毛细血管再充盈时间延长大于 3 s。

五、机械通气注意事项

插管前给予患儿摆放合适的体位,暴露声门,选用适当的镇静剂、肌松剂,保证气管插管成功。选择适当的通气模式,需进行高 PEEP(8 ~ 12 cmH$_2$O)模式的机械通气,尽量选择带囊气管导管。

六、病情观察

1. 神经系统监测 密切注意患儿神志、瞳孔变化、精神状态、四肢肌张力及肢体震颤、抖动情况。

2. 心血管系统的监测 持续监测呼吸、心率、心律、血压、血氧饱和度,注意面色、皮肤颜色、花斑纹、肢端温度。

3. 肾功能监测 监测尿量,严格记录 24 h 出入量,需要每 4 ~ 6 h 评估出入量。

七、基础护理

1. 体位 肺出血早期血流动力学不稳定时应采用平卧位,患儿病情好转、血流动力学稳定时给予采取头高足低位(床头抬高 15° ~ 30°),以减轻颅内压。

2. 口腔护理 患儿出现口腔黏膜损害,表现为口痛、咽痛、流涎,口腔可见粟米样斑、疱疹、溃疡。针对患儿口腔状况选用 3% 过氧化氢(双氧水)进行口腔护理,6 h 一次。操作应由两人配合完成,避免气管导管脱出或移位,动作应轻柔,棉球不宜过湿。

3. 皮肤护理 手足口病可引起小儿手部、足部、臀部的疱疹,疱疹如果破溃可引起疱疹中病毒的传播。每日温水擦浴后更换床单,保持床单位清洁、干燥、无渣屑,减少摩擦及皮肤破损。疱疹处涂抹重组人干扰素 α - 2b 凝胶(尤靖安)。

八、特殊护理

患儿入院后,采用高容低压套囊气管导管经口/鼻腔插入声门下建立人工气道,连接呼吸机辅助通气,选用高 PEEP(8 ~ 12 cmH$_2$O)通气模式控制肺水肿、肺出血。护理重点如下。

1. 固定气管导管 为避免导管活动时发生摩擦性损伤,气管导管应妥善固定，护理人员根据患儿口型的大小选择合适的牙垫，避免气管导管的压迫性堵塞。记录气管插管外露长度，严格交接班。

2. 固定气管导管处的皮肤护理　为防止胶布过敏及粘贴部位局部皮肤损伤，使用胶布固定气管插管前，先使用无痛保护膜喷涂胶布固定处的皮肤，进行保护。

3. 气囊护理　气囊应3~4 h放气1次，每次15 min，以避免气囊长时间充气压迫患儿声门处，导致声门处黏膜缺血、水肿、坏死、溃疡及疤痕的形成。

4. 气管导管内吸痰护理　整个抢救过程避免任何引起气道压力降低的操作，最大程度保证呼吸机管路密闭，应使用密闭吸痰管吸痰，避免拍背减少吸痰次数。如患儿病情好转，PEEP下调至5 cmH_2O以下，可撤去密闭式吸痰管，加强翻身拍背吸痰，并及时在护理单描述痰液的性状及量。不宜频繁吸痰，尽量避免进行降低呼吸道压力的护理操作。

5. 气道湿化　蒸馏水对气道黏膜刺激作用小，可有效稀释痰液，有助于排痰及维持呼吸道湿润，故人工气道湿化液应采用无菌蒸馏水，为防细菌滋生，应每24 h更换一次。

九、血管活性药物使用的护理

危重型手足口病合并肺出血患儿病情均处于心肺功能衰竭前期和心肺功能衰竭期，因此所有患儿均需给予持续泵入血管活性药物，由于血管活性药物具有的特殊性，微小剂量的药物改变就可能导致不佳的疗效或导致心率增快、心律失常、死亡等。因此静脉穿刺时应选择弹性好、直、粗的血管，严禁在末梢小血管，尤其是指（趾）小血管等部位进行穿刺，给药前确认针头在血管内，使用微量泵持续注入，确保药物浓度的准确与恒定。为避免血流动力学的突然改变，药物将要泵完时，护理人员应遵医嘱提早配制，尽可能缩短更换间隔时间，禁止从血管活性药物通道推注其他药物。责任护士严密观察患儿血压、心率和病情变化，并严密观察穿刺部位皮肤情况，发现异常，应立即停止输液，及时更换穿刺部位。床边挂"防外渗安全警示"标识，谨防药物外渗。

十、有创动脉血压护理

有创动脉血压能够直观、连续、实时、准确地监测患儿的收缩压、舒张压及平均动脉压，指导危重患儿临床抢救工作，是危重型手足口病并肺出血患儿的必选监测方法。同时可以进行动脉血标本的采集，避免反复穿刺，减轻患儿痛苦。

1. 防止导管堵塞　动脉穿刺针及连接管妥善固定，避免导管受压、扭曲、打折、脱出，要维持有效地冲洗，保持导管通畅。采用加压输液袋，设置压力为 150～300 mmHg，可使肝素盐水持续 1～3 mL/h 冲入，连续冲管液中肝素的浓度以 2～4 u/mL 为宜。测压时，尽量保持平卧位，传感器的高度应与右心房在同一水平，体位改变时及时校零。

2. 防止感染　动脉穿刺、调试零点及采取动脉血标本时均应严格无菌操作，肝素盐水冲管液要每天更换。

3. 防止出血　穿刺损伤、抗凝药物的应用及拔管后处理不当均能引起局部出血。因此，在进行动脉穿刺时，防止反复穿刺，尽量减轻对动脉的损伤。拔除动脉置管后，按压穿刺处 5～10 min，必要时用无菌敷料加压包扎穿刺处，并密切观察穿刺处有无渗血。

4. 防止空气栓塞　保持连接管道及监测装置密闭性，防止松动、脱出。在采集动脉血标本及校零时应防止空气进入，避免空气栓塞。

5. 防止意外脱管　对躁动不合作的患儿应给予合理约束，遵医嘱给予镇静药物应用。穿刺部位潮湿，有渗液和（或）渗血时，排除脱管后给予消毒局部皮肤并更换敷贴。

第六节　压力性损伤的护理

一、压力性损伤的定义

依据美国国家压力性损伤咨询委员会（NPUAP）2016 年 4 月 13 日更新定义，将压力性损伤定义为：位于骨隆突处、医疗或其他器械下的皮肤和（或）软组织的局部损伤。可表现为完整皮肤或开放性溃疡，可能会伴疼痛感。损伤是由于强烈和（或）长期存在的压力或压力联合剪切力导致。软组织对压力和剪切力的耐受性可能会受到微环境、营养、灌注、合并症以及软组织情况的影响。由此在手足口病的治疗过程中，尤其是重症患儿，压力性损伤是常见的并发症之一。而较之成人压力性损伤，重症手足口患儿压力性损伤又有其特殊性。

二、发生压力性损伤原因

压力性损伤是多因素相互作用的结果，可分为外源性、内源性因素。外源性因素产生于软组织上的机械力，包括压力、剪切力及摩擦力。内源性因素决定于软组织对机械力的敏感性，包括营养不良、贫血、大小便失禁及感染等。重症手足口病患儿神经系统受累导致肢体抖动、肌阵挛、共济失调、急性弛缓性麻痹等，患儿肢体活动度差；或患儿生命体征及血流动力学不稳定，无法进行体位改变都是造成压力性损伤的主要原因。

1. 外源性因素

（1）局部组织长时间受压，使单位面积的皮肤承受压力过大造成压力性损伤。压力性损伤发生的三种物理学作用是压力、剪切力和摩擦力，通常由2~3种力联合作用导致。常见于重症手足口病患儿，长时间卧床，体位更换不及时，以及血流动力学不稳定者、颅内高压患儿不宜变换体位者。当患儿仰卧时，身体最大的压力点为枕部，其次为骶骨与肩胛区。

（2）摩擦后的皮肤受到汗液、尿液等物质的刺激导致皮肤湿冷也是发生压力性损伤的原因之一。常见于重症手足口病皮肤花纹、四肢发凉，指（趾）发绀，出冷汗，毛细血管再充盈时间延长的患儿。

2. 内源性因素

（1）长时间的摄入不足或肠道吸收不良导致患儿营养状况差，皮下脂肪少，容易造成压力性损伤。常见于长时间机械通气、吞咽功能不良或长期腹泻患儿。

（2）机体体温升高时，机体新陈代谢增高，致使组织细胞对氧的需求增高，如果身体组织受压，会造成受压皮肤更加缺氧。因此，伴有高热的患儿身体局部受压时发生压力性损伤的概率高。常见于重症手足口病持续高热患儿。

三、压力性损伤评估工具

成人压力性损伤已有较成熟的评估量表，最为成熟的评估工具为Braden量表，其敏感性和特异性均优于其他评估工具，成为国际通用的评估量表。而Braden Q是在此量表的基础上进行改进，适合儿童压力性损伤的危险评估，该量表适合0~8岁的患儿，包含7个评估指标：移动能力、活动能力、感知觉、潮湿、摩擦力、营养状况、组织氧供及灌注。郑州市儿童医院参照Braden及Braden Q量表制定了患儿压力性损伤风险评估表，见表5-4。

表 5 - 4　郑州市儿童医院患儿压力性损伤风险评估表

科室：		床号：	住院号：		姓名：		性别：		年龄：		诊断：		
入院日期：				手术日期：					出院日期：				
压力性损伤预报日期：			转归：□好转　　□未改善　　□恶化							日期：			
项目		日期和班次											
		评估时机											
年龄	>8 岁 ≤18 岁		4 分										
	>3 岁 ≤8 岁		3 分										
	>3 个月 ≤3 岁		2 分										
	≤3 个月		1 分										
体重	正常（按正常体重浮动 ±10% 均属正常）		4 分										
	肥胖（>标准体重的 20%）		3 分										
	清瘦（<标准体重的 20%）		2 分										
	恶病质（<标准体重的 30%）		1 分										
神志状态	清醒（对时间、地点、人物指认正确）		4 分										
	嗜睡（指认正确，但反应不积极，或需提示）		3 分										
	浅昏迷（对时间、地点、人物指认错误，对强刺激有反应）		2 分										
	深昏迷（对强刺激没有反应）		1 分										
活动能力	活动自如（根据年龄段发育情况活动自如）		4 分										
	步行需扶助（需要人或物辅助下行走）		3 分										
	能够坐起（能够起床坐椅或床上坐起）		2 分										
	长期卧床（长期卧床不能起坐）		1 分										

续表

活动度	完全能动（完全自主活动四肢）	4分								
	有些限制（四肢活动有些限制，可以自行翻身）	3分								
	极度限制（四肢有细微活动，但不能自行翻身）	2分								
	不能活动（四肢完全没有活动能力）	1分								
饮食	饮食正常（每餐都能进食全份正常餐）	4分								
	饮食不足（每餐只进食正常餐的1/2量）	3分								
	少量饮食（每餐进食少量的正常餐或鼻饲流质或静脉营养）	2分								
	不能进食或需禁食（没有进食，只有静脉营养）	1分								
二便	二便正常（能控制）	4分								
	偶尔失禁（每日皮肤受潮1~2次，如失禁、渗液）	3分								
	经常失禁（一般情况下尿失禁）	2分								
	失禁（大小便完全失禁）	1分								
皮肤	完整（皮肤有弹性，湿度、颜色正常）	4分								
	颜色、温度异常（皮肤苍白、潮红，皮肤感觉冷或热，皮疹）	3分								
	脱水（皮肤缺乏弹性、干燥）	2分								
	水肿（局部或全身水肿、缺乏弹性、皮肤变薄）	1分								
	院外带入压力性损伤	-12分								
总分										
护士签名										

四、压力性损伤的预防

压力性损伤预防的主要措施即消除其发生的诱因，大多数的压力性损伤是可以预防的。因此，护理人员科学精心的护理可以降低压力性损伤的发生率，这就要求护理人员在日常的护理中做到"勤观察、勤翻身、勤整理、勤擦洗、勤更换"。建立完善的压力性损伤监管制度，严格落实交接班制度。

1. 建立压力性损伤监管制度

（1）医院成立压力性损伤管理三级体系，即临床压力性损伤护理小组、医院压力性损伤管理小组和护理部压力性损伤质控小组。由护理部掌握医院各科室高危压力性损伤患儿数据，每季度进行汇总分析，对压力性损伤管理中存在的问题分析原因，提出相应的整改措施，并督促科室人员严格按照指定措施进行落实。并组织全院人员对每季度存在的压力性损伤问题进行反馈，总结经验，全院推广。将 PDCA 循环，即质量环运用到压力性损伤管理中，能够达到闭环管理的目的，使每一个环节都能够监管到位，从而降低压力性损伤的发生率。

（2）根据患儿的病情来填写患儿压力性损伤风险评估表，评分越低，发生压力性损伤的概率越大。16 分＜评分≤20 分，为压力性损伤高危患儿，需要采取相应的措施，并每天进行评估；评分≤16 分，除采取相应措施外，要在 24 h 内上报科护士长，并填写《院的难免压力性损伤上报及告知书》（表 5－5），由家长签字后 24 h 内上报护理部，且要每班评估。无论评分高低，若患儿病情发生变化，均要随时进行评估。

（3）评分≤16 分的患儿，应立即上报医院压力性损伤管理小组，进行现场查看，制订高危压力性损伤患儿护理计划，并指导实施。科室依据护理部及护士长的指导落实防范措施，并定期向护士长及护理部汇报情况。

2. 卧位的护理　加强翻身，避免局部长期受压。

（1）给每个患儿建立翻身卡，一般 1~2 h 翻身一次（特殊患儿依据病情而定），并做好记录。

（2）对于病情稳定的长期机械通气、肌张力低下、四肢无活动能力患儿的特殊部位（枕后、耳部、肩胛部、髋部、骶尾部、外踝、足跟等处）要密切观察皮肤的颜色及血运情况，班班交接，并做好记录。

（3）对病情未稳定的患儿（肺出血、颅内出血、血压不稳定等）不能随意搬动及更换体位。此时，让患儿躺在气垫床上，用棉纱将患儿的足跟、肘部包裹或用软枕、软海绵垫垫于受压部位。治疗期间，多与管床医生沟通，病情稳定后及时翻身。

（4）翻身时，动作要轻柔，避免拖拉拽等粗暴的动作，避免过度牵拉造成皮肤损伤。

3. 保持床单位的整洁　每天每班整理床单位，保证床单位平整、清洁、干燥、无碎屑。

4. 保持皮肤的清洁　温水擦浴每天1～2次，擦洗时要用柔软清洁的小毛巾，不可用刺激性强的清洁剂，不可用力擦拭，以防损伤皮肤。必要时可涂抹婴儿抚触油来保持皮肤的光滑，避免摩擦力造成的损伤。出汗多的患儿，要及时擦浴后更换小衣，保持皮肤的干燥。使用过的毛巾要清洗、消毒后备用。

5. 加强营养　在治疗期间，要注意观察患儿的营养状况。遵医嘱尽早给予患儿营养支持。1岁内的患儿尽早给予人工喂养，较大的孩子可以给予普食，宜给予营养价值高、易消化的高蛋白饮食，多食含钾丰富的蔬菜和水果，如香蕉、橘子、绿叶蔬菜等。对于营养不良的患儿在给予静脉营养的同时给予人工喂养。

6. 体温控制　对于持续高热的重症手足口病患儿，要采取积极有效的降温措施，以降低机体对氧的需求，避免受压组织缺氧。

7. 继续教育　经常组织人员外出学习预防压力性损伤新知识、新方法。

五、压力性损伤的分期与处理

根据美国国家压力性损伤咨询委员会（NPUAP）2016年发布的针对原有分期系统的更新，压力性损伤的分期如下。

（一）1期

局部皮肤完好，出现压之不变白的红斑，深色皮肤表现可能不同；指压变白红斑或者感觉、皮温、硬度的改变可能比观察到皮肤改变更先出现。此期的颜色改变不包括紫色或栗色变化，因为这些颜色变化提示可能存在深部组织损伤。

【护理要点】

（1）加强翻身，减压和预防剪切力、摩擦力。

（2）纠正营养不良。

（3）控制并发症。

（4）温水清洗皮肤和局部。

（5）使用泡沫敷料保护受压局部。

（6）3～5 d 更换敷料，动态评估创面。

（二）2 期

部分皮层缺失伴随真皮层暴露。伤口床有活性，呈粉色或红色，湿润，也可表现为完整的或破损的浆液性水疱。脂肪及深部组织未暴露。无肉芽组织、腐肉、焦痂。该期损伤往往是由于骨盆皮肤微环境破坏和受到剪切力，以及足跟受到剪切力导致。该分期不能用于描述潮湿相关性皮肤损伤，比如失禁性皮炎、皱褶处皮炎，以及医疗黏胶相关性皮肤损伤或者创伤伤口（皮肤撕脱伤、烧伤、擦伤）。

【护理要点】

（1）定时翻身，制订定期体位变换时间表。使用特殊器械降低压力性损伤部位压力，使用充气、泡沫床垫。卧气垫床的患儿每 2 h 翻身 1 次，卧普通床垫的患儿 1 h 翻身 1 次。气体流动治疗床及悬浮床能更好地起到减压的效果，但由于价格昂贵，难以普及。使用足跟保护装置或腓肠肌下垫软枕保持足跟悬空。

（2）温水清洗压力性损伤局部及其周围皮肤。

（3）选择合适的敷料覆盖，伤口处理应以湿性疗法为原则，湿性敷料可促进坏死组织软化、溶解和营造利于愈合的局部环境。不宜频繁更换敷料，2～3 d 更换一次为宜。

（三）3 期

全层皮肤缺失，常常可见脂肪、肉芽组织和边缘内卷。可见腐肉和（或）焦痂。不同解剖位置组织损伤的深度存在差异；脂肪丰富的区域会发展成深部伤口。可能会出现潜行或窦道。无筋膜、肌肉、肌腱、韧带、软骨和（或）骨暴露。如果腐肉或焦痂掩盖组织缺损的深度，则为不可分期压力性损伤。

【护理要点】

（1）伤口清创，水凝胶覆盖坏死组织，并覆盖生理盐水纱布保湿，达到自溶清创目的，然后以锐器进一步机械清创。

（2）抗感染引流，清创的同时采用含银敷料，银离子（Ag^+）天然具有抗菌作用，属于广谱抗菌物质，由于只有可溶性即液态或湿润状态时，银才能表现为离子状态，才具有抗菌作用，因此阴离子和敷料的结合，将大幅度地降低创面的细菌感染发生率。近年来纳米银的诞生和发展，显著延长了银的作用时间，减少伤口换药次数，促进创面愈合。

（3）减压和功能锻炼，减压和增加血流量是压力性损伤治疗的两个重要原则，减少骨突部位的压力负荷，同时促进受压区的组织灌注，可使压力性损伤愈合得更快。此时的功能锻炼为间歇性，以减压和增加局部血流量为目的，以患儿能够接受、不疲劳为宜，可逐次增加活动强度及时间。

（4）辅以物理治疗，可选择电刺激、红光或红外线照射。多项研究表明电刺激能够促进蛋白合成、加快胶原蛋白合成、增强杀菌效果及促进伤口上皮化等作用。随机对照研究发现，红光和红外线用于深度压力性损伤每次照射 10 min，均能有效改善伤口流血，增高伤口温度，促进局部血流。红光的照射深度较红外线深，适用于深度创伤。

（5）动态评价效果，适时调整计划，根据渗出液的量、创面颜色、深度选择合适的敷料直至愈合。

（6）健康指导，提高患儿及其家属的治疗依从性。

（四）4 期

全层皮肤和组织缺失，可见或可直接触及到筋膜、肌肉、肌腱、韧带、软骨或骨头。可见腐肉和（或）焦痂。常常会出现边缘内卷，窦道和（或）潜行。不同解剖位置的组织损伤的深度存在差异。如果腐肉或焦痂掩盖组织缺损的深度，则为不可分期压力性损伤。

【护理要点】

（1）伤口清洗与清创，先使用生理盐水清洗局部发红区及压力性损伤周围皮肤，考虑到Ⅳ期压力性损伤组织损伤深度与广度均要大于表层所见，有引流不畅的特点，因此可采用低压脉冲式灌洗治疗，此法能有效破坏细菌定植环境，最大程度降低细菌负荷。为了获得更为彻底的引流及抗感染效果，必须要进行伤口清创，Ⅳ期压力性损伤常有表层干痂，这些干痂组织不但阻碍内部渗出液引流，而且阻碍湿润敷料的自溶清创效果，针对此种情况，应先纵横交叉划开干痂，外敷水凝胶敷料或湿纱布，外层根据需要可覆盖隔水的防挥发层，或进行定时补充水分以保持湿润度，以利于自溶清创。自溶清创后配合锐性机械清创，分次去除坏死组织及彻底冲洗窦道内的炎性渗出物，直至暴露红色肉芽基底床。经过清除坏死组织，伤口可深达肌肉或筋膜层，此时的伤口处理原则为生理盐水清洗伤口，伤口上涂抹水胶体粉剂、糊剂，促进肉芽组织增生，渗出液非常多时，可再覆盖高吸收性敷料

（藻酸盐等），吸收过多渗液，以维持伤口适当湿度，最后再覆盖泡沫敷料。

（2）抗感染和引流，针对深度较深的创面，不仅仅是压力性损伤创面，近年来负压伤口治疗（NPWT）获得较高的关注度，多项随机对照研究表明，负压伤口治疗组的愈合速度比常规伤口治疗更优。因此认为负压治疗对深度压力性损伤是一种更有效的治疗。更有改进者的做法是，由泡沫敷料和表层密封薄膜层营造的密闭环境分出冲洗口和引流口，灌注和负压引流可在同一创面交替进行，大大提高了创面引流的效率。创面抗感染可参照上述的含银敷料的应用方法。

（3）减压和预防剪切力。

（4）物理治疗，选择电刺激、红光或红外线照射。

（5）动态评价效果，适时调整计划，根据渗出液的量、创面颜色、深度选择合适的敷料直至愈合。

（五）不可分期

全层皮肤和组织缺失，损伤程度被掩盖，由于被腐肉和（或）焦痂掩盖，不能确认组织缺失的程度。只有去除足够的腐肉和（或）焦痂，才能判断损伤是 3 期还是 4 期。缺血肢端或足跟的稳定型焦痂（表现为：干燥，紧密黏附，完整，无红斑和波动感）不应去除。

【护理要点】

（1）清创：难以分期压力性损伤由于无法完全了解创面内部情况，清创前需要充分评估适应证、禁忌证、耐受能力及清创风险，取得家属的同意，并与家属签署清创手术协议书。难以分期压力性损伤多伴随硬而厚的痂皮覆盖及痂下化脓性感染，因此首要解决的问题是去除痂皮、开放引流。纵横交叉划开干痂，外敷 5 mm 厚水凝胶，覆盖生理盐水纱布并固定，24 ~ 48 h 后痂皮可变软，边缘开始松解，使用剪刀分次剪除，清除范围以不出血和不引起疼痛为原则。足跟部稳定的干痂予以保留。

（2）局部抗感染：难以分期压力性损伤多伴随痂下感染，痂皮去除后应常规做伤口分泌物细菌培养，根据培养及药敏结果选择合适抗生素，且每 2 周需重新做培养，动态判断抗感染效果及是否需要调整药物。根据临床研究，普通的含银敷料对金黄色葡萄球菌及 MRSA 有较好的抑菌作用，而当创面有大量渗液时，可以选用进口的亲水纤维银和藻酸盐银敷料，因其有较强的吸水能力。

（3）减压：运用气垫床降低压力性损伤部位的压力，首先去除作用于皮肤上的压力和剪切力，选择交替充气床垫全身减压，制订定期变换体位和翻身的时间表。半卧位时采用床头抬高和床尾抬高交替进行的方式，减少身体下滑产生的摩擦力和剪切力。

（4）营养支持：根据患儿的病情特点，制订营养食谱，选择优质蛋白和容易消化吸收的淀粉类主食。

（5）物理辅助治疗。

（6）定期评估：根据指南建议，极度危险者每日需要采用 Braden 量表计分评估危险性，根据计分结果实施和调整预防措施。

（六）深层组织损伤

表现为完整或破损的局部皮肤出现持续的指压不变白深红色、栗色或紫色，或表皮分离，呈现黑色的伤口床或充血水疱。疼痛和温度变化通常先于颜色改变出现。深色皮肤的颜色表现可能不同。这种损伤是由于强烈和（或）长期的压力和剪切力作用于骨骼和肌肉交界面导致。该期伤口可迅速发展暴露组织缺失的实际程度，也可能溶解而不出现组织缺失。如果可见坏死组织、皮下组织、肉芽组织、筋膜、肌肉或其他深层结构，说明这是全皮层的压力性损伤（不可分期、3 期或 4 期）。该分期不可用于描述血管、创伤、神经性伤口或皮肤病。

【护理要点】

（1）清洗：淤伤和血疱建议选择温水轻轻清洗局部及其周围皮肤，适当使用皮肤保护剂，减少皮肤与高渗液接触。

（2）减压：可参照 1 期和 2 期压力性损伤处理方案去除作用于皮肤上的压力和剪切力，定时翻身，使用各种减压垫。

（3）敷料的应用与清创：局部可用泡沫敷料或水胶体敷料保护，每隔 3~5 d 换药一次，每次换药需重新评估。一旦出现坏死组织，需要选取适当方法清创，首选水凝胶自溶清创，待坏死组织边界清晰后，可以选择有限的锐性清除，边溶解边清创，避免首次快速而彻底的清创。清创后准确分期，按照 3 期或 4 期处理方案执行。

（4）避免摩擦力和剪切力的损伤：保持床头处于 30°，或低于 30°，避免 90°侧卧位或半卧位，以预防摩擦力和剪切力的损伤。

（5）纠正营养不良。

六、压力性损伤的管理

1. 建立压力性损伤三级质控体系

（1）第一级为临床压力性损伤护理小组，由病区内至少3名经验丰富的临床护理人员组成，在患儿入院2 h内评估难免压力性损伤患儿及带入压力性损伤患儿的压力性损伤情况。应用《压力性损伤风险评分表》进行量化，若评分≤20分，实施压力性损伤预防措施，并在相应的预防措施项目进行标注；若评分≤16分，除采取相应措施外，于24 h内上报医院压力性损伤管理小组。每日动态评估难免压力性损伤患儿1次并记录，病情变化随时记录。

（2）第二级为医院压力性损伤管理小组，由科护士长和高年资护师组成，负责接收和处理当日临床压力性损伤护理小组上报的难免压力性损伤或已形成压力性损伤的病例，深入科室进行核实，进行床旁评估与甄别，对不符合难免压力性损伤患儿的上报病例进行注销。在《院外/难免压力性损伤上报及告知书》上签署意见，并立即上报护理部压力性损伤质控小组，每周检查1次临床难免压力性损伤患儿护理措施落实情况。

（3）第三级为护理部压力性损伤质控小组，由护理部主任、副主任及质控员组成，在接到上报信息24 h内到病区进行难免压力性损伤确认，组织对全院高危压力性损伤或压力性损伤患儿进行护理会诊，于患儿出院前或难免压力性损伤治愈后进行最后确认。对全院各级护理人员进行压力性损伤防治的理论与技能培训考核，每个月定期整理难免压力性损伤患儿信息，及时总结全院压力性损伤预防情况，作为每月目标管理考核的一项指标。

2. 妥善告知　《院外/难免压力性损伤上报及告知书》见表5-5。

3. 创面处理　组建创面修复小组，由经验丰富的外科、麻醉科医护人员组成，主要对全院疑难、危重的压力性损伤创面进行评估，指导床旁换药，必要时参与手术治疗。

表5-5　郑州市儿童医院《院外/难免压力性损伤上报及告知书》

　　尊敬的_____患儿及家属，我们依据"压力性损伤评估表"对患儿进行压力性损伤风险评估后认为：□患儿存在发生压力性损伤的高度风险；□患儿已带入压力性损伤；□难免压力性损伤。压力性损伤可能发生或加重和再发生，我们将采取相关的护理措施，希望得到您与家人的配合，特向您告知。

　　　　　护士签名：　　　　　　护士长签名：
　　　　　家属（委托人）签名：　　　　　年　　月　　日
压力性损伤报告表/压力性损伤高度危险/难免压力性损伤申报表
□压力性损伤报告表　　　□压力性损伤高度危险　　　□难免压力性损伤申报表
最终结果：□未发生压力性损伤　□发生压力性损伤

压力性损伤部位：　　　压力性损伤分期：　　　　压力性损伤大小：长　宽　深　cm

发生科室：□院外带入　□院内发生

申报目的：□备案　□会诊　□申报难免压力性损伤

评估时间：

项目	评分标准				评分
分值	4 分	3 分	2 分	1 分	
年龄	>8 岁≤18 岁	>3 岁≤8 岁	>3 个月≤3 岁	≤3 个月	
体重	正常（标准体重浮动±10%）	肥胖（>标准体重的 20%）	清瘦（<标准体重的 20%）	恶病质（<标准体重的 30%）	
神志状态	清醒（对时间、地点、人物指认正确）	嗜睡（指认正确，但反应不积极，或需提示）	浅昏迷（对时间、地点、人物指认错误，对强刺激有反应）	深昏迷（对强刺激没有反应）	
活动能力	活动自如（可起床到处行走）	步行需扶助（需在人或物辅助下行走）	能够坐起（能够起床坐椅或床上坐起）	长期卧床（长期卧床不能坐起）	
活动度	完全能动（完全自主活动四肢）	有些限制（四肢活动有些限制，可以自行翻身）	极度限制（四肢有细微动作，但不能自行翻身）	不能活动（四肢完全没有活动能力）	
饮食	饮食正常（每餐都能进食全份正常餐）	饮食不足（每餐只进食 1/2 份量的正常餐）	少量饮食（每餐进食少量的正常餐或鼻饲流食或静脉营养）	不能进食或禁食（没有进食，只有静脉营养）	
二便	二便正常（能控制）	偶尔失禁（每日皮肤受湿 1～2 次，如失禁、渗液）	经常失禁（一般情况下尿失禁）	失禁（大小便失禁）	
皮肤	完整（皮肤有弹性，湿度、颜色正常）	颜色、温度异常（皮肤苍白、潮红，皮肤感觉冷或热，皮疹）	脱水（皮肤缺乏弹性、干燥）	水肿（局部或全身水肿、缺乏弹性、皮肤变薄）	
（-12）院外带入压力性损伤					
合 计					

第七节　冻伤的预防及护理

　　冻伤是指机体受低温、寒冷等因素侵袭所引起的损伤。分为非冻结性冻伤和冻结性冻伤。非冻结性冻伤多发生在肢体末端，如手、足或耳、鼻等处，多因肢体末端长时间（12 h 以上）暴露在寒冷（1～10 ℃）、潮湿的环境中，其发生因低温、潮湿的作用，使血管长时间处于收缩或痉挛状态，继而血管持续扩张、血液淤滞，血细胞和体液外渗，局部渗血、淤血、水肿等，严重者可出现水疱、皮肤坏死。冻结性冻伤大多发生于意外事故或战时，人体接触冰点以下的低温而造成，临床较少见。

　　如果病毒损害了 EV71 手足口病重症患儿体温调节中枢，引起的中枢性发热，在应用药物治疗效果不满意时，常采用亚低温治疗仪等物理疗法降温。此疗法主要是将冰帽和降温毯放置于患儿头部或躯干处，可降低脑组织代谢率、减少脑组织耗氧量、减轻脑水肿、降低体温。亚低温治疗仪的水温设置一般在 4～10 ℃，因此在使用过程中应密切观察患儿皮肤的颜色、四肢末梢循环情况，因重症患儿所患疾病及循环状况等多方面因素，一旦发现皮肤青紫可提示静脉血淤积、血液循环不良，应立即停止亚低温治疗仪。治疗期间，应每小时翻身 1 次，避免低温下局部皮肤长时间受压，血流循环速度减慢，局部循环不良，产生压力性损伤。特别注意枕后、耳缘处皮肤的变化，因为此处的血液循环差，血流不丰富。双耳及后颈部应特别注意垫干毛巾或棉布，避免冻伤。

　　亚低温治疗仪使用过程中，初始阶段每 0.5 h 测量体温 1 次，随着体温的下降，可改为每小时测量 1 次，将测得的体温与传感器测得的体温相对照，以相差 1 ℃ 以内为宜，如误差 >1 ℃，应及时停机检查。患儿体温最好保持在 36～37 ℃，过低时并发症出现相对增多，如低血压等。对于高热不退、昏迷、抽搐的患儿均给予心电监护，监测心率、血压、经皮氧饱和度。

　　局部一旦发生冻伤，应立即采取措施，迅速脱离低温环境，采取措施进行复温。头、面部可用 40 ℃ 的湿毛巾湿敷，切忌用烤灯、热水袋加温或者按摩冻伤部位，以防加重局部水肿。如果局部皮肤没有破损，应保持局部清洁、干燥，数日后可治愈；局部有较大水疱者，可将疱内液体用注射器从最低点抽出，以干纱布包扎，或涂抹冻伤膏后暴露；创面已感染者，可局部使用抗生素。治疗过程中要注意患儿保暖，以避免重新冻伤。

第八节　恢复期护理

对重症手足口病恢复早期的患儿主要从心理护理、基础护理、肺部护理、管道护理、饮食护理、预防感染、中医特色治疗护理等方面进行综合评估和治疗，治疗效果显著。

一、心理护理

患儿由重症监护室转入普通病房后，首先家长在喜悦的同时也伴随着种种担心和焦虑，担心孩子的预后和转归。所以责任护士接到患儿后，首先要向家长详细讲述病区环境，让其对陌生的环境有所了解，使其消除陌生和不安的心理，其次向其重点介绍患儿主管医生、责任护士，让其知晓有问题后第一个找谁。对合并有吞咽困难、语言障碍的患儿主要向其家长讲解管道的护理、饮食的注意事项，详细说明所要注意的事项，让其消除恐惧和焦虑，并向家长讲述一些成功的案例，让家长能配合科室的治疗，并为战胜疾病树立信心。

二、基础护理

1. 环境要求　保持病室温度在24～26 ℃，相对湿度以55%为宜，每日至少开窗通风两次；严格限制陪护探视制度，预防交叉感染。

2. 口腔护理　尤其对于神经系统有损伤的患儿，吞咽困难和咳嗽反射减弱，口腔及呼吸道分泌物滞留，应重视口腔护理，每日至少口腔护理2次，进食后取半卧位且头偏向一侧，及时清除口鼻腔分泌物，防止反流导致误吸，加重病情。

3. 皮肤护理　重症手足口病恢复期患儿早期意识障碍、肢体活动障碍，要加强指导卧床患儿定时翻身、更换体位，按摩受压部位，必要时使用保护器具，防止造成压力性损伤。

三、肺部护理

1. 病情观察　密切观察患儿的生命体征，患儿呼吸道分泌物多，吞咽功能丧失，应随时观察患儿痰液的性状、量；咳嗽反射的强弱；咳嗽时呼吸状况及伴随的全身症状，根据情况及时通知医生，遵医嘱给予相应的护理措施，防止分泌物过多引起呼吸困难或窒息。

2. 合理用氧　密切观察患儿的呼吸频率、节律，观察患儿口周有无发绀，有无点头呼吸、三凹征阳性等呼吸困难的表现，出现以上症状及时通知医生，必要时遵医嘱给氧，监测血氧饱和度，根据缺氧程度遵医嘱调节氧流量。

3. 保持呼吸道通畅

(1) 湿化气道：患儿体弱，咳嗽反射减弱，无力咳痰，加上吞咽困难无法饮水，痰液会更加黏稠，因此稀释痰液就很重要。雾化时取头高或半卧位，头偏向一侧，喷雾嘴与患儿口鼻保持 3.5 cm，喘息严重者应保持 10 cm 左右，过近或过远都影响换气。

(2) 体位引流：依据重力作用的原理，通过改变体位促使肺部分泌物从小支气管流向大支气管，保证支气管排痰通畅。有分泌物排出的肺段必须在上方，使气管处于垂直位。通常下叶分泌物多时取俯卧位，上叶较多时取仰卧位，左侧较多时取右侧卧位，反之则取左侧卧位。遵医嘱给予患儿压缩雾化吸入，每 2 h 翻身、叩背，助患儿咳嗽，使痰液松动，易于排出。

(3) 胸部叩击：通过有节律地叩击，对呼吸道和肺部直接震动，使附着管壁的痰液松动脱落，利于排痰。叩击者手掌成空心掌，手掌紧贴患儿胸壁，手指方向与肋间平行，在患儿呼气时用腕部力量轻轻叩击。叩击部位在前胸、肋下、左右肩胛间和肩胛下。叩击前胸时上臂外展，叩击腋下时上臂上举，叩击肩胛间和肩胛下则上臂内收。叩击时注意观察呼吸、脉搏、皮肤及口周情况。喂养后 30 min 内不宜叩击。每次压缩雾化后或吸痰前进行胸部叩击效果最佳。

(4) 电动吸痰：吸痰前要评估患儿病情，肺部听诊，确定痰量和位置。必要时先雾化吸入，翻身叩背后再吸。注意无菌操作，严格执行操作顺序先吸引口腔分泌物，再吸咽腔、鼻腔。在吸引鼻腔分泌物时避免患儿在喘息及哭闹时误吸。严格把握吸痰压力及时间。对于分泌物过多的患儿应将吸痰和吸氧交替进行。因中枢系统病变导致吞咽困难的患儿口腔、咽腔分泌物不能及时清除，吸痰时应头偏向一侧。对于咳嗽反射弱的可适当按压刺激环甲膜以诱发咳嗽反射。吸痰时动作轻柔，单次吸痰时间不能超过 15 s，还要注意观察患儿的面色、心率等。吸痰后观察分泌物的量、黏稠度及颜色，并及时评估吸痰前后呼吸音的变化。

4. 药物定向透药疗法的护理　将含有中药成分的电极片作用于穴位，同时利用电极刺激作用使药物分子凭借药物浓度阶梯的扩散作用，透过皮肤的毛孔、汗腺等进入人体，同时电流通过组织时对肌肉有按摩作用，能改善血液循环，活血化瘀，促进肺部炎症的吸收。评估患儿局部皮肤情况，准确取穴，依据患儿的年龄、体质调节好时间及强度。可取穴肺俞、曲池、风门、尺泽等，每次作用20 min，每日2次。作用部位皮肤破损和心脏病患儿禁用。

四、管道护理

1. 目的及注意事项

（1）加强宣教，说明置管的目的及重要性，并告知其保护导管的方法，在脱衣等活动时避免拉出，对不配合者必要时给予适当的约束。

（2）加强无菌观念，严格无菌操作。

（3）固定牢靠，加强巡视。查看各种管道是否扭曲、移位、堵塞、脱落，以及衔接处有无分离、有无液体外渗。观察贴膜、胶布有无松脱，及时给予更换。

（4）明显标识，以示提醒。

2. 胃管护理

（1）胃管置入时，对于不配合的患儿，可采用诱导吞咽法。对于吞咽功能弱、角弓反张的患儿可采用侧位置插管法。插管过程中，患儿出现呛咳、呼吸困难、发绀等，表示误入气管，应立即拔除，休息片刻后再置管。固定方法：鼻翼处"工"字型固定，脸颊部"高桥法"固定，防止胃管脱落。留置胃管时应注明留置时间，普通胃管每周更换，硅胶管每个月更换。

（2）鼻饲前先清理呼吸道的分泌物，可以有效避免鼻饲后吸痰，造成胃食管反流引起的窒息误吸风险；每次鼻饲前应检查插入胃管的深度，检查胃管是否在胃内，检查患儿是否有胃潴留，然后再鼻饲，避免出现患儿呛咳、窒息等危险。鼻饲时胃内容物超过鼻饲量的2/3时，应当立即通知医生，遵医嘱给予减量或暂停鼻饲；观察回抽胃液的颜色、性质、量，若胃内抽出咖啡色液体或血性液体应及时报告医生，必要时遵医嘱给予禁食、洗胃、胃肠减压。

（3）确定胃管在胃内的3种方法如下。

1）用针筒抽出胃内容物，用试纸检查是否呈酸性。

2）用注射器快速注入5~10 mL空气，同时在胃区用听诊器听是否有气过水声，若判断不出，可由两名责任护士或医生协助听诊，确保胃管在胃内再进行注食。

3）置胃管末端于水中，看有无气泡逸出。在胃内不应有气泡，若出现气泡，证明误入气道，应立即拔出胃管，密切观察患儿的生命体征无异常后给予重新置管。

（4）鼻饲时抬高床头30°~40°或取半卧位，防止反流。

（5）鼻饲液的温度、量及速度。温度为38~40 ℃，注入速度宜慢，一般利用重力作用进行鼻饲，200 mL可在10~15 min完成。药物鼻饲时，药片必须碾碎并将其充分融化再注入，防止鼻饲液凝固，阻塞管道，增加患儿痛苦。并注意药物的配伍禁忌，如尽量将口服的钙剂与其他药物分开鼻饲。两种药物之间要用10 mL温开水冲洗鼻饲管。鼻饲混合流食，应先间接加温，以免蛋白凝固。

（6）鼻饲结束后，关闭或反折胃管管口，以免胃内容物流出。

（7）鼻饲后应观察5 min，将患儿竖起，轻拍背部，避免呕吐、食物反流，30 min内不可平卧且不可进行其他操作。

（8）每日用棉棒清洁鼻腔，做好口腔护理（每日至少2次），保持口腔清洁。

（9）拔管时应夹紧胃管，或将胃管反折后拔出，以防胃管内残留液体反流入气道。

（10）留置鼻饲管期间做好健康宣教。告知家长勿折叠、扭曲、压迫胃管，翻身时注意勿拉扯到鼻饲管，如拉扯到或滑出，及时通知医护人员。若患儿出现不适，应及时通知医护人员。

3. 氧气管道

（1）严格遵守操作规程，注意用氧安全，切实做好"四防"，即防火、防震、防油、防热。

（2）吸氧过程中，应当先调节好氧流量，再与患儿连接。停止吸氧时，先取下鼻导管，再关流量表。

（3）鼻氧管必须放在满足有效吸氧的部位（即鼻尖到耳垂距离的2/3），保证患儿能切实把氧气吸入肺内，才能达到氧疗效果。对于吞咽困难及口鼻腔分泌物较多时应及时清理，避免鼻氧管脱落。

（4）鼻氧管使用前应先检查是否通畅，每天更换鼻氧管并评估局部皮肤情况。用氧中，经常观察缺氧状况有无改善，氧气装置有无漏气，是否通畅。应每日更换导管1~2次，并由另一侧鼻孔插入，以减少对鼻黏膜的刺激。

（5）吸氧时，注意观察患儿脉搏、血压、精神状态等情况有无改善，及时遵医嘱调整用氧浓度。

（6）做好健康宣教。告知家长不能随意调节氧流量，勿折叠、扭曲、压迫氧气管，勿牵拉、拖拽氧气管，防止鼻氧管脱落及湿化瓶倒置引起患儿呛咳。不得在房间内吸烟，不得在房间放置氢气球。

（7）预防交叉感染：所有供氧装置、给氧装置，包括鼻导管、面罩、湿化器等一切氧疗用品均应定期消毒，专人使用。

五、饮食护理

根据不同的病症，选择具有相应治疗作用的食物，即在辨证的原则下选配食物。手足口病患儿中医的食疗原则为"消热解毒，运脾养阴"，中医治疗要侧重"补肝肾、益精血、通经络"。《瘟疫论》指出："若夫大病之后，客邪新去，胃口方开，所当接续，多与、早与、迟与皆非所益，宜先进粥，次糊饮，循序渐进，先后勿失其时。"这一时期的患儿往往吞咽功能受损，需要鼻饲饮食，但是切不可认为按时鼻饲普通奶粉就足够维持患儿的营养，因为这一时期的患儿身体刚刚恢复，消化能力还未达到正常，但由于身体恢复的需要，他们往往需要更多的营养。要给予其高营养的奶粉，少食多餐，进食后应将患儿竖起，轻拍背部，防止出现呛咳。也可以将鸡蛋、豆制品、瘦肉等用豆浆机打碎加入鼻饲液中，也可给予鲜榨果汁等，但是一次只能加一种，由少到多，循序渐进。停止鼻饲前，先要进行试喂，先用勺子试喂少量开水，观察患儿的情况，不出现呛咳，可喂食奶粉，由稀到稠，由少到多，直至过渡至正常饮食。这一时期，家长需在患儿的饮食上多花心思，重症手足口病恢复期患儿精神状态及胃肠道的消化功能都会受到一定的影响，粗糙、难消化、刺激性大的食物会加重小儿胃肠道的负担，造成小儿口腔及胃肠道的不适。所以家长需准备清淡、易消化、温度适宜的流质食物，可避免食物对患儿口腔及胃肠道的刺激及损伤，促使营养较好的吸收，让重症手足口病患儿少食多餐，维持其基本营养需要，待患儿进入疾病恢复期时，食物就可以逐渐改为泥糊状再逐渐过渡至正常饮食，给予患儿感兴趣的食物以提高患儿食欲，摄入高热量、高营养素，供给患儿每日活动所需，还需注意饮食要有规律，定时、定量，不可过饥、过饱。

（1）宜进食清热解毒的清淡汤羹、粥等。如蛋花汤、菊花胡萝卜汤、豆浆、山楂乌梅羹、绿豆粥、百合银耳粥、荷叶粥等。

（2）给患儿补充优质蛋白质，可食用肉类（猪肉、牛肉、羊肉、鸡肉、鸭肉）、内脏（肝、脑等）、肉类加工品（肉松、肉干、鱼类、海鲜等）、豆类（黄豆、蚕豆、花生）、蛋类（鸡蛋、鸭蛋等）。

（3）给予患儿补充丰富维生素的饮食，如葡萄汁、樱桃汁、蓝莓汁、山楂汁、草莓汁、西瓜汁、梨汁、猕猴桃汁、萝卜汁等。

（4）可将补益类的中药加入食物中。如益智仁、枸杞子、熟地黄、当归、桑葚子、山茱萸、大枣、山药等。可用马蹄、胡萝卜、甘蔗、白茅根合煎，取汁频饮。对于平素健康的儿童，可用金银花 12 g，白菊花 6 g，板蓝根 9 g，竹叶 6 g，水煎服，每日一剂，少量频服。对于平素体弱易感者，可用黄芪 12 g，防风 6 g，炒白术 6 g，蚤休 6 g，水煎服，每日一剂，少量频服。本处方剂适用于 3~6 岁的儿童，3 岁以内的婴幼儿可减量服用，6 岁以上者可加量服用。

（5）宜进食煮熟、煮烂的食物，不宜进食生食、凉食。同时，应忌食生姜、椒、蒜、桂之类的温散辛辣之品，以及蟹、鹅肉、甜腻之品。

六、预防感染

1. 中医调养

（1）防止因风邪复病：需扶助正气、谨避风邪。调节饮食、加强营养、补益脾肾是扶正助卫的必要措施，随时增减衣物，保持居室适宜的温度、湿度，室温应保持 24~26 ℃，相对湿度为 60%~70%。

（2）防止因食复病：需合理喂养，注意忌口。防止偏补太过与因补滞邪，给予易消化的食物，食物需烂煮、去油，务求清淡，且需少量递进，防止胃弱不化，注意食物卫生。

（3）防止因劳复病：防止精神疲劳，防止形体劳倦。经过长期疾病折磨，病症后期，患儿容易乏力疲惫，因此应保证患儿充足的睡眠，保持愉快的心情，防止哭闹。

2. 消毒隔离

（1）病房管理：

1）尽量减少各种侵入性操作，若病情需要，必须严格执行无菌技术操作，切实防止致病微生物扩散。接触患儿前后要洗手。电动吸引器用后及时倾倒，做到每日刷洗，刷洗后用含有效氯1 000 mg/L消毒液浸泡。

2）与感染患儿分室居住。病床间距宜大于0.8 m，不与感染患儿接触。避免到人多的公共场所。

3）病房每日进行空气消毒，每日2次，根据消毒方式选择消毒的有效时间；床单位每日用含有效氯500 mg/L的消毒液进行擦拭，地面每日用500 mg/L的消毒液进行湿式清扫；每日开窗通风至少2次，每次至少30 min，保持室内空气清新，避免交叉感染。

（2）个人防护：

1）陪护1~2人，限制人员探视，接触患儿前后要洗手。喂食前要洗手。

2）给予患儿营养丰富的食物，增强其抗病能力。养成良好的饮食习惯，不偏食、不挑食，均衡营养。鼓励患儿多饮水。

3）养成良好的卫生习惯，勤洗手，勤更换衣物，定期擦拭消毒玩具。

七、中医治疗护理

1. 中药治疗　小儿手足口病是20世纪80年代新发现的一种儿童出疹性传染病，在中医古代文献中没有对手足口病专门的文献，只是在宋代《小儿药证直诀》中概括了本病的疱疹特点"其疮出有五名，肝为水疱，以泪出如水，其色青小""病疱者，涕泪俱少，臂胞中容水，水去则瘦故也"。手足口病属于中医"温病"的范畴，患儿易因感受疫毒时邪而致病，病位主要在肺、脾、心三脏。而由于手足口病在现代医学上缺乏特效治疗药物，中药的治疗就显示其重要意义。中药治疗原则是以消热解毒、运脾养阴为主。

（1）邪犯肺卫证：表现有微热、流清涕、打喷嚏、咳嗽，手足可见斑丘疹，压之褪色，口腔内散在丘疱疹，疱浆少而透明，舌质淡红、苔薄黄或腻，脉濡。治疗以宣肺解表、化湿透疹为主。方剂可用银翘散合六一散加减组成，即金银花5～10 g，连翘5～10 g，桔梗5～10 g，薄荷4～9 g，淡竹叶4～9 g，荆芥4～8 g，牛蒡子4～8 g，滑石5～10 g，淡豆豉4～8 g，生甘草3～6 g。

（2）毒在气分证：表现有发热，咽痛，烦躁不安，手、足及膝、臀部有大小不等的丘疱疹，围围有红晕，疱浆明亮，舌质红、苔黄腻，脉滑数。治疗以清热解毒、利湿化浊为主。方剂可用甘露消毒丹或三仁汤加减组成，即茵陈5～10 g，黄芩5～10 g，石菖蒲5～10 g，贝母3～6 g，连翘5～10 g，射干5～10 g，藿香5～10 g，薄荷5～8 g，白豆蔻5～10 g，滑石5～10 g，杏仁3～5 g，薏仁5～10 g。

（3）热毒伤阴证：表现口腔内水疱溃破成小溃疡，局部红赤糜烂，手、足、臀、膝等部位的疱疹液变为黄褐色，身热，口痛，咽痛，拒食，哭闹，拒热饮，舌质红、苔少或花剥，脉滑数。治疗以解毒化湿、清热护阴为主。方剂可用竹叶石膏汤加减组成，即竹叶3～6 g，石膏7～15 g，半夏4～8 g，麦冬9～10 g，太子参3～6 g，粳米5～10 g，甘草3～6 g。

（4）肺胃阴伤证：主要表现有手足部疱疹自行消退，臀、膝部皮疹结痂，脱落后不留瘢痕，口腔黏膜溃疡逐渐愈合，身不热，纳少，便干，尿赤，舌质红、苔少或花剥，脉细数。治疗以清养肺胃、生津润燥为主。方剂可用沙参麦冬汤加减组成，即沙参5～10 g，麦冬5～10 g，扁豆5～10 g，桑叶5～10 g，天花粉6～12 g，玉竹6～12 g，生甘草3～6g。

（5）恢复期：表现为阴虚火热证，证见手足、口腔黏膜疱疹散在或消退，身热渐退，口唇干燥，食欲不振，舌红少津，脉细数。治疗以调脾助运、养阴生津为原则。采用平脾散，主要成分为陈皮、厚朴、神曲、羚羊角、芦根、麦冬、苍术、砂仁等。

（6）湿热邪毒酿痰蒙蔽心包之证（合并病毒性脑炎、肺炎、肝炎、心肌炎）：出现并发症时以防为主，防治结合。此时，可用菖蒲郁金汤送服安宫牛黄丸。生脉散、参附汤、四逆汤等都有固脱救逆之功。

（7）中成药治疗：炎琥宁、清开灵、双清颗粒、板蓝根颗粒等，以清热解毒利湿为主。

（8）中药直肠滴入的治疗护理：小儿口服中药较困难，可选择中药直肠滴入治疗，简单快捷，所有口服治疗的中药都可以通过直肠滴入治疗。

2. 针灸　手足口病属于"温病"范畴，湿热病毒和时邪疫毒多从口鼻而入，自鼻而入者，先犯肺卫，肝气失宣，出现肺卫表证；从口而入者，先犯脾胃出现纳运失调等脾系症状。外邪与内蕴相搏结，外泄于体表，出现手、足、口红斑或疱疹。其病变经气循环经络：手太阴肺经、手厥阴心包经、手少阴心经、足太阴脾经。手足口病合并脑炎后遗症的神经损伤都可在上述经络上针灸改善。

对于轻型手足口病可以用中药进行抗病毒和对症治疗，均能取得较好的疗效，但对于部分重症患儿，尤其存在意识障碍、无自主呼吸、吞咽困难时治疗起来较为棘手、难以恢复。针灸具有醒脑开窍，疏通经络，改善脑部血液循环，刺激自主、吞咽功能恢复等疗效，在治疗手足口病恢复期具有较好的临床疗效。如昏迷的患儿，用针灸针快速点刺背部夹脊穴，不留针，后针刺人中、内关、三阴交、头部神庭、百会，四神聪、颞三针、平衡区常规平刺，留针1 h，中间可行针一次，加强刺激。对于机械通气患儿，在风池、风府、颈夹脊快速点刺，三阴交、足三里常规针刺，留针30 min。对于吞咽功能障碍患儿，常规消毒情况下在风府、风池、哑门、百劳快速点刺，不留针，后用针灸针分别对金津、玉液两穴进行点刺放血，后廉泉、夹廉泉、通里、合谷常规针刺，留针30 min。

3. 按摩　按摩治疗方法主要体现在手足口病康复期神经损伤的改善方面，及时进行穴位按摩有助于缓解神经损伤造成的瘫痪。让患儿有更好的生活质量。手足口病患儿主要出现的神经损伤症状有吞咽困难和四肢瘫、失语耳聋、痴呆、智力低下，多汗、流涎等自主神经功能失调。主要康复按摩流程如下：吞咽困难，按摩风府、风池、完骨、人迎、廉泉、百劳、脑三针、舌三针、百会、通里、三阴交、足三里、丰隆、内关、列缺、照海各2 min。

对于轻型手足口病可清肺经、清天河水、开天门、运太阳、推坎宫、揉耳后高骨、退六腑。肝脾肿大加清肝经、分腑阴阳；咽喉肿痛加掐少商、揉金津、揉玉液；高热神昏加掐人中、少商、十宣，拿委中。对于手足口病恢复期，如合并肢体瘫痪可按摩患侧肢体阳明经；对于吞咽障碍可按摩风府、风池、完骨、人迎、廉泉、百劳、天突、百会、承浆等穴位。

4. 中药定向透药疗法　针对手足口病康复期神经损伤的治疗，近年来有很多发展，中药定向透药疗法是疗效显著的方法。就是通过电疗达到镇痛、消炎、消肿、促进血液循环、锻炼神经肌肉、调节神经系统功能、药物离子导入治疗的目的。流涎、吞咽困难的患儿，可取穴金津、玉液、三阴交、涌泉、脾俞；咳嗽、痰多，可取穴肺俞、曲池；肌张力高、运动不协调，可取穴足三里、委中、外关、曲池等。

第九节　康复护理

一、手足口病恢复期病情观察

（1）密切观察患儿体温、脉搏、呼吸、血压等生命体征的变化，对继发感染引起高热的患儿，采取物理或药物降温，鼓励患儿多饮水，以补充高热消耗的大量水分；对末梢循环不良的患儿，降温同时应注意肢体的保暖。若患儿出现意识障碍，前囟凸起或紧张度增高，瞳孔改变，躁动不安，频繁呕吐，四肢肌张力增高为惊厥发作先兆；如果出现昏睡或烦躁不安、面色苍白、发绀、呼吸急促等现象及时报告医生，并准备好静脉通道，遵医嘱给予生命支持治疗。

（2）密切观察患儿呼吸道情况，保持呼吸道通畅，及时清除口鼻腔分泌物，痰液黏稠不易咳出者，可给予超声雾化吸入稀释痰液，协助翻身扣背，以利于痰液及分泌物排出，昏迷患儿头偏向一侧。

（3）密切观察神经系统受累的表现，观察患儿意识障碍有无进行性加重，惊厥的次数、程度及表现，肌力、肌张力的改变，以及有无姿势异常、呕吐等表现。

（4）注意观察患儿有无安全隐患，惊厥时头偏向一侧，给予口腔保护防舌咬伤；为烦躁患儿拉好床档，必要时应用约束带约束肢体，防止跌倒、坠床或误伤；呕吐者应及时清理呕吐物，保持呼吸道通畅，防止误吸；有异常姿势的患儿注意保持正确的姿势。

（5）注意观察患儿口腔黏膜有无溃疡，做好口腔护理，进餐前后及睡前用生理盐水或温开水漱口，对于不会漱口的患儿，需用棉棒蘸生理盐水轻轻清洁口腔；口唇干燥者应涂石蜡油予以保护。

（6）注意观察患儿皮肤情况，保持皮肤清洁，防止感染，每日用温水擦浴，患儿的衣服、被褥要清洁，衣着合适柔软，及时更换，指甲及时修剪，昏迷患儿要定时翻身，防止压力性损伤。

（7）注意患儿营养情况，给予患儿营养丰富、易消化、流质或半流质饮食；不能进食患儿做好鼻饲护理，防止营养不良。

（8）注意观察患儿及其家属的心理状况，由于病程长、环境陌生，患儿容易产生紧张、恐惧心理，常表现为见到医务人员即哭闹不止，不能安静地接受治疗和护理，医务人员接触患儿时态度要亲切，用患儿易懂的语言与患儿交流。向患儿家属详细介绍疾病的相关知识，疾病的发生、发展、转归及预后，使其配合治疗。

二、康复护理原则与目标

1. 康复护理原则　急性期后尽早介入床边治疗、早期干预、综合康复。进行康复护理和康复治疗时要结合患儿的日常生活能力，注重儿童发育需求和发育特点，预防继发性残疾的发生，提高日常生活活动能力。

2. 康复护理目标　恢复独立生活能力，重新回归社会。

（1）短期目标：①做好患儿生活护理，加强营养，维持正常的营养供应，预防感染，对有吞咽、咀嚼障碍者，防止呛咳或窒息；②创造良好的生活和训练环境，促进患儿身心的全面发展，提高康复疗效；③采取康复护理措施，纠正患儿的异常姿势，从而降低肌肉的紧张程度；④消除患儿家长的心理创伤，使其配合康复训练，促使患儿躯体活动能力和吞咽功能逐步恢复正常。

（2）长期目标：通过实施康复护理及综合的康复治疗，使患儿最大限度地恢复功能及日常生活自理能力，提高生活质量，重新回归社会。

三、康复护理措施

（一）基础护理

根据护理级别按时巡视病房，密切监测生命体征，体温38 ℃左右的患儿每小时测量一次，体温超过38.5 ℃的患儿，每30 min测量一次，并遵医嘱给予物理降温。如有病情变化或特殊情况，及时记录。保持病房安静、整洁，病房内通风换气2～3次/d，每次30 min以上，定期进行空气消毒。指导或协助患儿家长做好生活护理，并鼓励患儿多翻身，生活不能自理者，要协助进食（喂饭）及大小便护理。

（二）呼吸道护理

密切观察患儿呼吸道情况，及时清除患儿口鼻分泌物，对痰液黏稠不易咳出者，指导或协助患儿变换体位及有效咳嗽，或遵医嘱给予雾化吸入，使痰液变稀，利于咳出，另可协助患儿拍背排痰，方法是让患儿俯卧位趴在家长腿上，五指并拢，手掌呈空心状，由下向上、由外侧向内侧轻拍背部，拍背排痰，必要时用吸痰器吸出痰液。

（三）安全护理

做好入院患儿评估，准确填写坠床/跌倒风险评估与防范记录表、压力性损伤风险与预防评估表、导管评估表、营养风险评估表等。向家长做好防跌倒、坠床等方面的宣教及方法：①拉好床档并告知床档的正确使用，将呼叫器放于患儿家长易取位置，引导患儿家长熟悉病房环境。②避免患儿穿大小不合适的鞋（或拖鞋）。③无论患儿在卧床或下床活动时，应随时有陪护在患儿身旁。④房间内无障碍设施，方便患儿出入。⑤若患儿意识不清楚或乱动时，为维护患儿安全，需使用约束带。⑥至卫生间如厕时，陪护请勿随意离开患儿。⑦高危患儿床尾及时悬挂防坠床、跌倒、脱管的标识等措施。

（四）良肢位摆放

进入恢复期的患儿常会出现以下六种异常表现，针对不同表现，其早期进行康复良肢位摆放的方法也略有不同。

1. 全身以屈肌张力增高为主的表现形式（屈肌张力过高的患儿）　要注意保证患儿的伸肌优势，可利用原始反射，在患儿仰卧位时释放伸肌，另外给予浅感觉刺激，如轻抚痉挛肌肉、适当的牵拉及温热疗法（如蜡疗、热水袋、中药熏蒸等），还可以仰卧位进行球上训练，滚动球体抑制屈肌痉挛。

2. 全身以伸肌张力增高为主的表现形式（伸肌张力过高的患儿）　应采用俯卧位，在患儿的胸腹部给予垫高，避免俯卧位时掩住口鼻影响呼吸等问题，同时利用原始反射创造屈肌优势；另外可以选用 U 形垫给孩子一个放松环境，进行前后、左右缓慢摇摆，以放松痉挛肌群。

3. 双上肢以屈肌、双下肢以伸肌张力增高为主的表现形式　一般采取U 形垫来放松双下肢的伸肌张力，同时在双上肢的肘窝部位垫以厚厚的包被来抑制双上肢的过度屈曲，同时还要适度地进行双上肢的肌肉松解和牵拉，严重者如肘关节已经挛缩的要进行肘关节的松动术。

4. 以双上肢伸肌和双下肢屈肌张力增高为主的表现形式　此类型较少见，可选用俯卧位把胸腹垫高的方法来放松双上肢，同时双下肢给予温热疗法，或将大腿部整体垫高，以俯卧位反向牵拉腘绳肌，注意双侧髋关节不宜过度旋外。

5. 偏瘫良肢位的摆放　保持上肢肩胛骨向前，下肢屈髋屈膝。

（1）仰卧位：在肩胛后方放一薄垫，纠正肩胛内旋内收，肩关节稍旋外，伸肘腕，手指伸展，防止手指屈曲痉挛；下肢呈自然屈膝、髋，踝关节保持背屈。

（2）健侧卧位：患肩前屈90°左右，手平放于枕头上，伸肘，下肢患侧屈膝、髋，放于支持枕上使髋关节稍旋内。

（3）患侧卧位：患肩关节前屈，伸肘，前臂旋后，腕指伸展，患侧下肢稍后伸，屈膝，健侧下肢放于患肢前方，其下垫枕，注意患肩不能受压，防止肩关节损伤。

6. 单瘫　同偏瘫一样分别护理即可，视单瘫哪个肢体而定。

（五）皮肤护理

家长应注意及时为患儿添加衣物，注意保暖，衣服应柔软、舒适。保持皮肤清洁，防止感染，每日用温水擦洗，勿用肥皂及沐浴露，大小便后及时清洗臀部，防止湿疹。勤修剪指甲，防止抓伤。对于未清醒患儿，要定时翻身，防止压力性损伤发生。

（六）饮食护理

给予患儿营养丰富、易消化的流质、半流质饮食，如牛乳、豆浆、米粉、蛋花汤、藕粉、果汁、牛肉汤等。食物应可口、美观、香气扑鼻，以兴奋食物中枢，引起胃液分泌，增强食欲。进食时应根据患儿的病情轻重及年龄选用正确的抱姿或坐姿，以保持进餐的舒适，喂哺时应耐心，避免呛咳。喂后竖抱患儿，轻拍患儿背部，减少溢食或溢奶，避免误吸。另外进食时应保持环境安静、愉悦，使患儿注意力集中。避免进餐前做治疗，减少患儿的痛苦和紧张情绪。餐具、奶具定期煮沸消毒。对于口腔黏膜有溃疡者做好口腔护理。对于有吞咽功能障碍的患儿遵医嘱给予鼻饲饮食，拔管后试喂期间要少量多餐，防止呛咳。

（七）用药指导

婴幼儿服药多选用冲剂、片剂，可捣碎后吞服，喂药时将小儿抱起或头略抬高，防止呛咳。能自行服药的患儿，鼓励患儿自行服药。

（八）心理护理

鼓励家长树立信心，及早进行肢体功能锻炼，积极参与康复治疗。多给予患儿关心、体贴，与患儿多交流，促进其语言功能的恢复，加强患儿良姿位的保持，防止肌肉挛缩，促进功能尽快恢复。

（九）出院指导

继续坚持家庭康复训练，定期复查。

四、手足口病恢复期康复治疗

（一）中国传统康复治疗

1. 针刺治疗　针刺取穴：自百会至太阳穴区，分段沿皮刺入 3 针，采用快速进针、平补平泻针刺方法。另配合四神聪、"颞三针"、大椎、合谷、足三里、肾俞、肝俞。智力低下者加"智三针"、风池；语言障碍者加哑门、廉泉；吞咽障碍者加承浆、地仓、颊车、下关；上肢瘫者加"肩三针"、曲池、外关；下肢瘫者加髀关、环跳、足三里、三阴交、太冲；追视不好者加攒竹、球后、承泣；头针取穴根据大脑皮层的功能定位在头皮的投影，结合小儿的临床表现选用相对的运动区、视区、语言区等。头针每次10～15 穴，留针 30 min。肢体僵硬、肌张力增强者以泻法，不留针。针刺1 次/d，每周 5 次，连用 4 周。治疗 1 个疗程。未愈者继续下一个疗程。

2. 推拿方法　　根据患儿临床表现采取相应治疗方法。肌张力低下者（周围神经损伤），手法多选用点、按、挤压关节等手法。依"治痿独取阳明"理论，取双侧肩髃、曲池、外关、合谷、髀关、梁丘、足三里、解溪等穴位，每穴点按约 1 min。循背部督脉及两侧足太阳膀胱经向下至骶尾部，点按督脉及双膀胱经穴位并捏脊，往返操作 3～5 遍。用点、按等手法循经按摩，往返操作 3～5 遍。关节活动范围较大者配合关节挤压手法；肌张力高者（中枢神经损伤），手法宜轻柔，多选用揉、推、抹等手法。头颈部揉风池、风府、天柱等穴，背部循膀胱经取穴，上肢取肩贞、曲池、外关、合谷，下肢取髀关、足三里、解溪，每穴揉按半分钟左右；伴智力低下者，取百会、四神聪、神庭、头维，语言障碍者加哑门、廉泉、率谷，流涎者加地仓、承浆、廉泉。循经按摩放松四肢部紧张肌肉，多采用揉、抹等手法。捏脊3～5遍，以局部透红为度。依患儿年龄及损伤程度，每天治疗1～2次，每次20 min，连续治疗3～4周，治疗一个疗程，未愈者继续下一疗程。

（二）综合康复治疗

根据患儿中枢神经系统损害的具体情况，进行针对性的功能训练。如头部控制训练、翻身训练，以及坐、爬、跪、站、走等粗大运动功能恢复；认知训练、语言训练、咀嚼吞咽训练、视听训练、手功能训练等。每次30 min，2次/d，对有能力的患儿增加机械辅助训练。常见的训练方法如下。

1. 作业疗法

（1）选择作业治疗的内容和方法需与治疗目标一致：

1）恢复实用功能目标：强调患侧肢体的恢复训练。

2）恢复辅助功能目标：有针对性地利用患侧肢体的残存功能或辅助器具或适当进行环境改造提高患儿的自理能力。

3）获得功能目标：针对已受限的功能，通过康复治疗后获得。

4）发挥代偿功能目标：对最终无法恢复的功能，可选取代偿或补偿训练使患儿最大程度地生活自理。

（2）根据患儿的愿望和兴趣选择作业活动：治疗师应根据患儿的年龄、认知、潜力及配合程度综合判断患儿或患儿家长的愿望和要求，决定目标和方法，要充分调动患儿主观能动性和参与意识，注重心理治疗在作业治疗中的作用，取得患儿在治疗中的最大配合。

（3）选择患儿能完成80%以上的作业活动。

（4）作业治疗在考虑局部效果时要注意对全身功能的影响。

（5）作业治疗的选择需与患儿所处的环境条件相结合：根据患儿的残疾和环境评定，采取相应的作业治疗，训练患儿适应所处的生活环境，同时进行适当的环境改建，方便患儿的生活自理。可选用的器材包括滚筒、木钉板、螺母、镶嵌板、磨砂板、套圈、仿真衣服板等。

（6）主要训练方法：

1）被动运动：关节活动度，利用关节松动术。主要作用为保持关节活动度，改善肌张力，防止关节挛缩和肌肉萎缩。

2）辅助主动运动：可分为：①滑板助力运动，利用滑板，在消除重力和不施加阻力的情况下，肌力要在 2 级左右，做主动的前屈、后伸、外展、内收等运动；②悬吊助力运动，适用于 2 级及以上肌力，可做前屈、后伸、内收、外展、旋内、旋外，以及控制核心后的释放双上肢的运动（抛球、平板支撑、推球等运动）。

3）主动运动：设计适合患儿的作业活动，包括主动推磨砂板、折赛乐棒、扔沙包、推滚筒、背后传递积木、套圈、插木钉、蘑菇钉、拼拼板、捏橡皮泥、用筷子夹豆、拧螺母、串珠子等。其中折赛乐棒、扔沙包、推磨沙板、推滚筒主要作用是提高肌力，扩大关节活动度；背后传递积木、套圈、插木钉均可以训练其双上肢的协调、控制能力；蘑菇钉、拼拼板、捏橡皮泥、用筷子夹豆、拧螺母、串珠子等都可以训练其精细运动。

2. 运动疗法　手足口病恢复期影响下肢功能有这几种情况。

（1）硬瘫，为上运动神经元受损。

（2）软瘫，为下运动神经元受损。

（3）肌肉力量减弱，肌张力增高，有的伴有肌萎缩，为周围神经损伤。

针对以上损伤，对患儿进行评估：①改良 Ashworth 肌张力评定。②ROM（关节活动度）的测量。③MMT 徒手肌力评定。④患病后患儿正常发育顺序的评估。⑤步态的分析。

根据评估制订综合训练计划，主要采取以下训练方法：①辅助主动训练：对下肢瘫痪的患儿，为增强患侧肢体的肌张力或诱导患侧出现相应的动作时，可对患侧肢体或存在功能的肌肉进行抗阻训练，其目的是增加患侧肢体肌力，建立协调动作模式；②被动训练：加强瘫痪肢体的被动运动，对于踝关节背屈功能差的患儿利用踝关节训练器牵伸踝关节，使其扩大关节活动度，或治疗师缓慢牵拉踝关节，以达到放松小腿三头肌的作用；③肌力训练方法：诱导主动训练为主，辅助－主动训练为辅，目的是让患儿增强下肢肌力及对肌肉的认知能力；④站立和助行器的使用方法：利用站立架使患儿输入正确的站立模式，增强足底的本体感觉及利用助行器进行辅助行走，或是利用康复机器人进行减重下正确步行模式输入，增强患儿对肌肉及行走的有效认知；⑤SET 悬吊疗法，促进患儿本体感觉恢复，提高患儿双下肢及骨盆带肌肉力量，改善下肢关节活动度，增强患儿躯干核心稳定肌群的稳定性。

3. 语言疗法　重症手足口病患儿病情稳定后常伴有流涎、咀嚼困难、吞咽困难及语言认知障碍等症状，要及早进行康复治疗。

（1）对口周肌群肌肉力量减弱或肌张力增高导致的患儿流口水、咀嚼困难、吞咽困难的治疗方法如下。

1）对口部周围肌肉进行按摩，时间为 10～15 min，目的是改善口部周围肌肉血液循环，缓解肌张力和提高肌力。

2）吞咽器官的运动训练：①呼吸训练包括缩唇呼吸和腹式呼吸，训练目的是提高呼吸控制能力，学会随意咳嗽，排出误吸的食物；②下颌的运动训练包括下颌的开合、下颌向左和向右移动；③唇的运动训练包括闭唇、抗阻力练习、咂唇、鼓腮；④舌的运动训练包括伸舌，缩舌，向左、向右伸舌，舌尖上抬；⑤腭咽闭合训练，让患儿取坐位，头后仰发"a""k""g"音。

3）用低频吞咽治疗仪贴患儿喉结两旁进行治疗，时长为 20 min。

（2）针对理解差的患儿要进行语言训练，语言训练前要对患儿进行初期评估。评估方法：①0～6 岁智力筛查；②S～S 语言评估。根据评估结果制订针对性的治疗方案进而实施语言训练。具体训练方法：①对韦物基础概念的训练；②手势符号的训练；③言语符号的训练；④词句的训练；⑤语法的训练。

4. 生物刺激反馈治疗

（1）痉挛性瘫痪（上运动神经元受损）：手足口病并发症所造成的上运动神经元受损引起随意运动麻痹，伴有肌张力增高，呈痉挛性瘫痪，腱反射亢进，有病理反射，肌电图、神经传导正常，此时生物反馈治疗要根据患儿肌张力增高的程度，分别将电极置于痉挛肌的拮抗肌上，如肱二头肌肌张力增高，一般把电极置于三角肌、肱三头肌，设定刺激强度能使患侧上肢有外展和伸肘动作。如小腿三头肌肌张力增高，一般把电极置于胫前肌上，踝关节有背屈动作且患儿能耐受，这样通过反复的训练和刺激，使瘫痪肢体运动幅度加大，增强拮抗肌的肌力，降低主动肌的张力，这种较大幅度的肌肉收缩和关节运动向中枢神经系统提供了大量的本体的、运动的皮质感觉冲动，传入并影响相应的大脑中枢，使大脑中枢逐渐恢复对瘫痪肌肉的控制，促使脑损伤后中枢神经系统形成新的连接和重塑通路。

（2）迟缓性瘫痪（下运动神经元受损害）：手足口病并发症所造成的下运动神经元受损时，由于肌肉失去神经支配，肌张力降低，呈迟缓性瘫痪，肌肉因营养障碍而萎缩，因为反射弧中断，深、浅反射均消失，此时生物刺激反馈治疗时首先进行肌肉功能的评定，根据肌肉的功能状态选定治疗方法。腋神经和腓总神经麻痹时出现三角肌和胫前肌瘫，上臂外展困难，足不能背屈，徒手评定三角肌和胫前肌处于0级或Ⅰ级，此时应先进行肌电生物刺激的血液循环和电刺激治疗，待患儿有一定的肌力以后（Ⅱ级），再进行肌电触发电刺激，最后进行肌电生物反馈训练进行巩固提高。

5. 可视音乐治疗

在手足口病后遗症期，有部分孩子出现情绪障碍，比如过于兴奋、烦躁不安、情绪波动大、注意力不集中、情感淡漠、不与人交流、视觉恍惚、社会适应困难等，这些情况下利用可视音乐可以有效地改善孩子的情志及注意力问题。

音乐疗法有着悠久的历史，而改进后的现代可视音乐，利用现代科学技术，实现智能操作，通过多种素材的多感官刺激来缓解特殊儿童情绪改变不良行为。可视音乐治疗是集音乐治疗与视觉辅助刺激于一体，利用多媒体技术实施表现的新一代治疗方法，是一种将特定的音乐信号和视觉信号转换成其他能量作用于人体，达到康复保健、治疗疾病目的的方法。可视音乐治疗涉及音乐、心理、中西医学、电子、工程等多种学科，是一种"愉快的自然疗法"。根据可视音乐的科学机理，可通过情绪分为正性曲（＋）、中性曲（0）、负性曲（－），灯光又有红光、绿光、蓝光分别来调节。正性曲，刺激、激昂、高涨、紧张、呼叫、冲动、愤怒、活力；中性曲，高雅、悠闲、柔和、灵魂、平衡、平静、优美、放松；负性曲，痛苦、感伤、悲观、失望、沉重、冷淡、苦闷、思乡。同理，当可视音乐运用在手足口病后遗症情绪障碍的孩子身上时，可根据孩子情绪、注意力及大脑的受损程度来制订课程计划，将听觉和视觉有机结合，使音色、旋律、节奏、色彩、形状的变幻融为一体。通过多重感官和刺激，起到唤醒、催进、激励、抚慰、宣泄等精神心理作用，可获得药物和人际交流达不到的效果，最大限度地发掘大脑潜能。

举个例子，患儿A，男，四岁，手足口病恢复期并发脑炎，注意力不集中，情绪烦躁，易动，狂躁不安。这时我们的治疗目的肯定是使其平和、安静，使其更好地配合康复训练。治疗方案很明确，以中性曲和负性曲为主，但如何能使这个孩子不排斥相对于他目前来说单调乏味且过于沉静的音乐氛围，在治疗上要掌握技巧，除了可视音乐治疗仪带来的动漫和左、右脑的视觉冲击效果以外，在设定治疗方案的初始阶段，应采用符合当时孩子情绪的音乐作为初始音乐（此患儿的初始音乐应为正性曲），以避免他因注意力的分散而无法进入状态。经过几个疗程的治疗后，可以循序渐进地调整方案，最终以实现孩子完全接受中性曲和负性曲而达到治疗效果。

同理，患儿 B，男，三岁零五个月，手足口病后遗症期，注意力不集中，情感淡漠，不注视，不兴奋，无表情。此时我们的初始音乐应定为负性曲。比如一节课 15 min，治疗方案应该是负－负－负－中，逐渐变成负－负－中－中，到负－负－中－正，直至正－正－正－正。在音乐的选取后还要注意光谱的选择。

6. 中、低频脉冲电治疗及生物反馈治疗　电刺激疗法可引起肌肉节律性收缩，促进局部血液循环，延缓肌萎缩，增强肌力，还可促进神经再生和传导功能恢复。运用康复促通仪、脑循环治疗仪、经络导平治疗仪、生物反馈治疗等中低频脉冲设备，根据患儿的具体病情，选择性应用，以达到降低肌张力、增强肌力、改善脑循环、疏通经络的目的。

7. 水疗、蜡疗等疗法　水疗是利用水的温热作用、静压、浮力作用和阻力作用，通过患儿在水中主动和被动运动，促进血液循环，促使全身肌肉放松，达到降低肌张力、缓解肌痉挛、维护和扩大关节活度、改善平衡能力和协调性等目的。不仅能降低肌张力而且能使异常姿势得到明显控制。

8. 引导式教育和感觉统合训练　引导式教育训练方法能使患儿的体能、智能及人格方面得以发展，并对正常运动模式的重建具有积极作用。引导式教育配合运动疗法对患儿运动功能恢复具有较好效果。

感觉统合训练是通过特殊专业器械配上特殊设计的活动，刺激矫正失调患儿神经系统的不协调现象。通过此训练使患儿的前庭本体感觉和固有感觉得到康复，平衡性、协调性得到提高，利用感统训练中球上运动增加的方法，可促进运动功能的协调性。不仅能改善患儿的平衡功能、动作协调性、触觉敏感，而且能够促进患儿心智的发展，使其自主性、注意力、控制力得到改善。

五、康复护理指导

向患儿家长介绍手足口病恢复期的一般知识，包括病因、临床表现、康复治疗方法及预后等。

教给家长患儿日常生活活动训练的内容和方法，避免过分保护，应采用训练和游戏相结合的方式。

各种姿势指导如下。

1. 抱姿指导　对竖头功能差的患儿应给予家长帮助，在抱患儿时要抑制其异常姿势，使其头、躯干尽量处于或接近正常位置，双侧手臂不受压。如头后背患儿，家长可使患儿头枕在家长上臂，使患儿的头处于前屈状态，改善头后背或让患儿面朝前，使其背部依靠在家长胸部以防发生脊柱后突或侧弯畸形，也有利于训练患儿的正确躯干立直姿势。

2. 睡眠姿势指导　侧卧位是适合各种患儿的卧位，采用这种姿势不仅能使紧张的肌肉得到改善，有利于姿势的对称，也让患儿可以比较容易地将双手放在身体前面，有利于上肢及手部功能的恢复。

3. 坐位姿势指导　为了使患儿有较稳固的支持，家长可使患儿坐于自己的大腿之间，并用耻骨及小腹部顶住患儿的腰背部，使患儿的髋部屈曲成90°，同时还可以减轻脊柱的后突。

4. 跪位姿势指导　家长坐在床上，让患儿跪于家长的双腿之间，家长用一条腿给患儿上肢及胸部以支持，另一条腿可控制患儿的髋部使其伸展。

5. 立位姿势指导　在患儿的髋部、膝部均能充分伸展，全脚掌能平放地面的基础上，家长可以让患儿靠墙站立或者扶墙站立，以输入正确的站立模式。

吞咽障碍指导：日常生活中家长也需要积极配合，做到以下几点。①进食的食物应多选易消化、质地均匀、黏度适当、不易松散、通过咽和食道易变形的饮食。②减少每次吞咽的量和减慢进食速度。③多采取坐位进食，头控差的取卧位，头颈部垫高呈前屈位。④将食物放在舌根部，可触发吞咽反射将食物咽至咽部。

指导家长购买一些带声响或色彩鲜艳的玩具，吸引患儿伸手抓玩，让患儿经常受到声音和颜色的刺激，以利康复。

教给家长预防疾病发生的知识和措施。

参考文献

［1］ 中国人民共和国卫生部．手足口病诊疗指南（2013 年版），2013.

［2］ 常昭瑞，张静，等．中国 2008—2009 年手足口病报告病例流行病学特
征分析．中华流行病学杂志，2011，32（7）：676－680.

［3］ 郭汝宁，张正敏，等．广东省手足口病流行特征和危险因素研究．中
华流行病学杂志，2009，30（5）：530－531.

［4］ 雷静，范晓宇，等．银川市 2008—2009 年手足口病流行特征及病原学
监测分析［A］．宁夏医科大学学报，2011，33（8）：742－744.

［5］ 麻春波，张爱东．围场满族蒙古族自治县 2010 年手足口病流行病学特
征．临床和实验医学杂志，2012，11（4）：302－303.

［6］ 刘文东，吴莹，等．江苏省 2009—2011 年手足口病流行特征及时空聚
集性分析．中华流行病学杂志，2012，33（8）：813－817.

［7］ 赵勤英，沈翠芬，等．湖州市 2008—2009 年手足口病病原检测结果分
析．上海预防医学杂志，2011，23（5）：222－223.

［8］ 隋吉林，王子军．635 例手足口病死亡病例流行病学及临床特征分析．
中华流行病学杂志，2012，33（11）：1201－1202.

［9］ 冯纳婷，王亚丽，等．2010 年开封市手足口病疫情分析．中国急救复
苏与灾害医学杂志，2012，7（9）：816－818.

［10］ 周剑惠，王爽，等．吉林省 2009—2010 年引起手足口病流行的肠道病
毒 71 型基因特性的研究．中华实验和临床病毒学杂志，2012，26
（4）：273－275.

［11］ 胡瑞锋．北京市大兴区旧宫镇辖区 2012 年度手足口病例分析．大家健
康，2013，7（2）：77－78.

［12］ 聂轶飞，潘静静，等．2011 年河南省手足口病流行病学特征分析．当
代医学，2013，19（11）：160－162.

［13］ J MeMinn P C. An overview of the evolution of enterovirtm 71 and its clini-
caland public health significance. FEMS Microbiol Rev, 2002, 26：91－
107.

［14］ 周世力，李琳琳，杨红，等. 我国分离的肠道病毒 71 型（SHIZHO 病毒株）全基因组核苷酸序列分析. 病毒学报，2004，20：7 - 11.

［15］ Shih SR，Li YS，Chiou CC. Expression of capsid correction of easpid protein VPI for use antigen for the diatgtions of enterovirus 71 infection. J Med VimI，61：228.

［16］ Wang SY，Lin TL，Chen HY，et al. Early and rapid detection of enterovirus 71 infection by an IgM - capture ELISA. J Virol Methods，2004，119：37 - 43.

［17］ 马超锋，郑海潮，邓惠玲，等. 2009 年西安地区手足口病病原血清型分析及肠道病毒 71 型基因特征［J］. 西安交通大学学报医学版，2010，31（5）：603 - 607.

［18］ 郭汝宁，张正敏，杨芬，等. 广东省手足口病流行特征和危险因素研究［J］. 中华流行病学杂志，2009，30（5）：530 - 531.

［19］ Patel KP，Bergelson JM. Receptors identified for hand，foot andmouth virus. Nat Med，2009，7（15）：728 - 729.

［20］ Chumakov M，Voroshilova M，Shindamv L，et al. Enterovirus 71 isolated from cases of epidemic poliomyelitis like disease in Bulgaria. Arch Viml，1979，60（3 - 4）：329 - 340.

［21］ Kehle J，Roth B，Metzger C，et al. Molecular characterization of an Enterovirus 71 causing neurological disease in Germany. J Neurovirol，2003，9（1）：126 - 128.

［22］ Mcminn P，Stratov I，Nagarajan L，et al. Neurological manifestations of enterovirus 71 infection in children during an outbreak of hand，foot，and mouth disease in Western Australia. Clin Infect Dis，2001，32（2）：236 - 242.

［23］ 江丽风. EV71 疫苗的研究进展. 国际病毒学杂志，2011，18（3）：89 - 93.

［24］ 张慧娟. 肠道病毒 71 型的分子病毒学研究进展. 国际病毒学杂志，2009，16（6）：170 - 174.

［25］ Yamayoshi S，Yamashita Y，Li J，et al. Scavenger receptor B2 is a cellular receptor for enterovirus 71. Nat Med，2009，15（7）：798 - 801.

［26］ Nishimura Y，Shim@ma M，Tano Y，et al. Human p - selection glycoprotein ligand – 1 is a functional receptor for enterovirus 71. Nat Med, 2009, 15 (7): 794 – 797.

[27] Yang B, Chuang H, Yang KD. Sialylated glycans as receptor and inhibitor of enterovirus 71 infection to DLD intestinal cells. VirolJ, 2009, 15 (6): 141.

[28] Smyth MS, Martin JH. Picornavirus uncoating. Mol Pathol, 2002, 55 (4): 214 – 219.

[29] Pevear DC, Tull TM, Seipel ME, et al. Activity of pleconaril against enter – viruses. Antimicrob Agents Chemother, 1999, 43 (9): 2109 – 2115.

[30] Abdel – Rahman SM, Kearns GI. Single oral dose pharmacokinetics escalation of pleconaril (VP 63843) capsules in adults. J Clin Pharmaeol, 1999, 39 (6): 613 – 618.

[31] Nolan MA, Craig ME, Lahra MM, et al. Survival after pulmonary edema due to enterovirus 71 encephalitis. Neurology, 2003, 60 (10): 1651 – 1656.

[32] Chern JH, Lee CC, Chang CS, et al. Synthesis and antienteroviral activity of a series of novel, oxime ether – containing pyridyl imidazolidinones. Bioorg Med Chem Lett, 2004, 14 (20): 5051 – 5056.

[33] Chen TC, Liu SC, Huang PN, et al. Antiviral activity of pyridyl imidazolidinones against enterovirus 71 variants. J Biomed Sci, 2008, 15 (3): 291 – 300.

[34] Bugatti A, Urbinati C, Ravelli C, et al. Heparin – mimicking sulfonic acid polymers as multitarget inhibitors of human immunodeficiency virus type 1 Tat and gpl 20 proteins. Antimicrob Agents Chemother, 2007, 51 (7): 2337 – 2345.

[35] Haasnoot J, Westerhout EM, Berkhout B. RNA interference against viruses: strike and eounterstrike. Nat Biotechnol, 2007, 5 (12): 1435 – 1443.

[36] 束淑萍. 181 例小儿重症手足口病并神经系统受累的护理体会 [J]. 中国实用神经疾病杂志, 2010, 13 (21): 93 – 94.

[37] 李淑琴, 占美丽, 郭玉艳. 新生儿呼吸机相关性肺炎高危因素及病原学分析 [J]. 护理研究, 2009, 23 (9): 2308 – 2310.

[38] 庞保东, 张双, 田庆玲. 唐山市 2009 年儿童手足口病流行病学特征

分析 [J]. 山西医科大学学报, 2010, 41 (8): 687 – 690.

[39] 韩秀珍, 李化兵. 重症手足口病致神经源性肺水肿 [J]. 实用儿科临床杂志, 2009, 24 (10): 732 – 733.

[40] 李兰娟. 手足口病. 浙江: 浙江科学技术出版社, 2008: 9 – 40.

[41] 周世力, 杨帆, 金奇. 肠道病毒 71 型的研究进展. 病毒学报, 2003, 19 (3): 284 – 287.

[42] 杨智宏, 李秀珠, 王建设, 等. 2002 年上海儿童手足口病病例中肠道病毒 71 型和柯萨奇病毒 A 组 16 型的调查 [J]. 中华儿科杂志, 2005, 43 (9): 14 – 18.

[43] 杨秀惠, 何家鑫, 严延生, 等. 一起手足口病暴发的病原学诊断与分析 [J]. 中国人兽共患病学报, 2007, 23 (4): 323 – 326.

[44] 马超, 李恒新, 吴晓康, 等. 2008 年西安地区手足口病病原血清分型 [J]. 中华实验和临床病毒学杂志, 2008, 22 (6): 2.

[45] 赵惠欣, 张艳玲, 张奕, 等. 2007 年北京儿童中流行的手足口病病原学及临床特点 [J]. 临床儿科杂志, 2008, 26 (6): 467 – 469.

[46] Wu Y, Yeo A, PhoonMC, et al. The largest outbreak of hand; foot and mouth disease in Singapore in 2008: the role of enterovirus 71 and coxsackievirus A strains [J]. Int J Infect Dis, 2010, 14 (12): 1076 – 1081.

[47] Blomqvist S, Klemola P, Kaijalainen S, et al. Cocirculation of coxsack – ieviruses A6 and A10 in hand, foot and mouth disease outbreak in Finland [J]. J Clin Virol, 2010, 48 (1): 49 – 54.

[48] Mirand A, Henquell C, Archimbaud C, et al. Outbreak of hand, foot and mouth disease/herpangina associated with coxsackievirus A6 and A10 infections in 2010. France: a large citywide, prospective observational study [J]. Clin Microbiol Infect, 2012, 18 (5): 110 – 118.

[49] 沈志君, 张承秀. 手足口病医院感染的预防和控制 [J]. Chinese Journal of Disinfeetion, 2008, 25 (5): 538.

[50] 王鲜平. 杨玉兰, 曹力, 等. 大型综合医院手足口病防控对策 [J]. 中国消毒学杂志, 2008, 25 (5): 565.

[51] 毛玲玲. 手足口病 66 例临床分析 [J]. 中华现代临床医学杂志, 2005, 6 (3): 12.

［52］陈德芳，王丽丽，孟文，等. 手足口病高发区域特点分析及预防
［J］. 山东医药，2008，48（26）：117.

［53］Chung WH，Shih SR，Chang CF，et al. Clinicopathologic analysis of
coxsack ievirus A6 new variant induced widespread mucocutaneous bullous
reactions mimicking severe cutaneous adverse reactions［J］. J Infect Dis，
2013，208（12）：1968－1978.

［54］Yan JJ，Wang JR，Liu CC，et al. An outbreak of enterovirus 71 infec-
tion in Taiwan 1988：a comprehensive pathological，virological，and mo-
lecular study on a case of fulminant encephalitis［J］. J Clin Virol，2000，
17（1）：13－22.

［55］陈伟烈，魏绍静，张复春，等. 成人手足口病四例患者肠道病毒 71
型的检测及核苷酸序列分析［J］. 中华传染病杂志，2009，27
（3）：156.

［56］中华人民共和国卫生部. 肠道病毒（EV71）感染诊疗指南［J］.
2008：4－30.

［57］陶海霞，吴雪英. 基层医院手足口病的门诊预防与消毒隔离［J］. 现
代中西医结合杂志，2009，18（11）：1265.

［58］周伯平，李成荣，等. 肠道病毒 71 型手足口病［R］. 北京：人民卫
生出版社，2009.

［59］吴艳玲，丛黎明，等. 手足口病新进展［R］. 北京：人民卫生出版
社，2015.

［60］中华人民共和国国家卫生和计划生育委员会. 手足口病诊疗指南
（2010 年版）.

［61］肠道病毒 71 型（EV71）感染重症病例临床救治专家共识（2011 年
版）.

［62］陆国平，李兴旺，吕勇，等. 危重症手足口病（EV71 感染）诊治体
会［J］. 中国小儿急救医学，2008，15（3）：217－220.

［63］Wong K T, Munisamy B, Ong K C, et al. The distribution of inflammation
and virus in human enterovirus 71 encephalomyelitis suggests possible viral
spread by neural pathways［J］. Journal of Neuropathology & Experimental
Neurology，2008，67（2）：162－169.

［64］卢美君. 危重症手足口病临床特点分析［D］. 重庆：重庆医科大学，2013.

［65］胡必杰，郭艳红，刘荣辉. 中国医院感染规范化管理. 北京：人民卫生科技出版社，2009：394－398.

［66］中华人民共和国卫生部. 医疗机构消毒技术规范. WS/T367—2012.

［67］中华人民共和国卫生部. 医院隔离技术规范. WS/T311—2009.

［68］河南省卫生厅. 河南省医疗机构手足口病医院感染预防与控制要点（试行）. 2009. 4. 14.

［69］胡必杰，倪晓平，覃金爱. 医院环境物体表面清洁与消毒最佳实践. 上海：上海科学技术出版社，2012：3－4.

［70］中华人民共和国国家质量监督检验检疫总局、中国国家标准化管理委员会. 中华人民共和国国家标准. 疫源地消毒总则. GB19193—2015.

［71］中华人民共和国卫生部. 医疗机构传染病预检分诊管理办法. 2004.

［72］中华人民共和国卫生部. 中华人民共和国传染病防治法. 2004.

［73］中华人民共和国国家卫生和计划生育委员会. 手足口病诊疗指南（2010 年版）.

［74］陈丽霞，成幼林，等. 门诊手足口病输液患儿的护理体会. 当代医学，2012，26（289）：108.

［75］陈艳萍. 手足口门诊病人心理特点及护理对策. 中国实用神经疾病杂志，2012，1（15）：46－47.

［76］周伯平，李成荣，等. 肠道病毒71型手足口病［R］. 北京：人民卫生出版社，2009.

［77］谢小健，崔燕萍，等. 儿童手足口病的护理. 护理研究，2009，23（5）：1285.

［78］陈敬芳，戴文艺，等. 小儿手足口病的护理. 中华现代护理杂志，2008，14（19）：2071.

［79］吴艳玲，丛黎明，等. 手足口病新进展［R］. 北京：人民卫生出版社，2015.

［80］黄玉华，刘丽华. 手足口病的护理［C］. 护理研究，2009，23（3）：693.

［81］马红云. 小儿手足口病的护理. 中国实用护理杂志，2011，27（29）：

40－41.

[82] 孟庆玲. 21 例重症手足口病并发脑炎患儿的护理. 护理学报, 2009, 16 (3B): 52－53.

[83] 楼晓芳, 蒋敏, 等. 32 例重症手足口病患儿的护理. 中华护理杂志, 2009, 44 (3): 244－245.

[84] 谢佩佩. 谈健康教育在手足口病防控中的重要作用. 中外健康文摘, 2012, 6 (24): 375－376.

[85] 贾淑娟, 李凤君. 多种形式的健康教育对手足口病患儿的影响. 国际护理学杂志, 2010, 7 (29): 1005－1006.

[86] 张秀慧, 王学平. 健康教育对防治手足口病在院内感染中的应用. 医药产业资讯, 2006, 4 (3): 159－160.

[87] 秦卫红, 张莉红, 等. 健康教育在手足口病疫情防范重的作用. 健康必读杂志, 2011, 4 (4): 369－370.

[88] 李允美, 郭兆香, 张德玲. 运用有意注意提高 ICU 护士的病情观察能力 [J]. 中国实用护理杂志, 2005, 21 (9): 66－66.

[89] 白桂明. 谈护士病情观察能力的培养和提高 [J]. 中国医药导报, 2007, 4: 81－82.

[90] 张一红. 浅谈病情观察在护理工作中的重要性 [J]. 世界最新医学信息文摘: 连续型电子期刊, 2015, (11).

[91] 尹春梅, 傅维琴, 郑兴群. 护士如何提高病情观察的能力 [J]. 医学信息, 2014, (25).

[92] 张成斌. 小儿病情观察护理体会 [J]. 中国社区医生: 医学专业半月刊, 2008, (5): 100－101.

[93] 杨丽娟, 杨晓莲, 李波. 小儿病情观察要点 [J]. 现代保健·医学创新研究, 2007, 4: 88－89.

[94] 李舜伟. 意识障碍的分类和分级 [J]. 中国工业医学杂志, 1989, (3): 43－45.

[95] 陈晓芳, 程小莉, 李双. 出入量记录存在的问题及对策 [J]. 实用护理杂月刊, 2003, 19: 39－39.

[96] 陈泽峰, 崔丽英. 关于肌力分级评定的探讨 [J]. 中华神经科杂志, 2010, 43 (2): 86－86.

[97] 刘艳. 浅谈住院患者的病情观察及心理护理 [J]. 中国现代药物应用, 2013, 7 (11)：157 – 158.

[98] 李小寒, 尚少梅. 基础护理学. 北京：人民卫生出版社, 2012：209.

[99] 陈泉妹. 手足口病 183 例体会. 中国交通医学杂志, 2005, 5 (19)：562.

[100] 王春红. 手足口病的护理体会. 护理园地, 2007, 4 (4)：186 – 187.

[101] 中华人民共和国卫生部. 手足口病诊疗指南（2008 版）[S]. 北京：卫生部办公厅, 2008.

[102] 李善英, 王艳华, 朱庆玲, 等. 234 例手足口病合并脑炎的护理体会 [J]. 中外医疗, 2009, 19：138.

[103] 李靖, 杨旭, 李冬梅. 重型手足口病患儿的救治与护理 [J]. 吉林医学, 2010, 2 (31)：255 – 256.

[104] 李健. 1 例重症手足口病合并脑炎患儿的 3 种重要生命管道的护理 [J]. 中国实用护理杂志, 2011, 27 (2)：52 – 53.

[105] 中华人民共和国国家卫生和计划生育委员会. 静脉治疗护理技术操作规范 WS/T 433—2013

[106] 艾灵秀, 刘文霞. 手足口病危重症患儿的护理体会 [J]. 中外健康文摘, 2011, 8 (21)：350 – 351.

[107] 陈娜, 宋春兰, 景钰. 危重型手足口病合并肺出血患儿的护理体会 [J]. 世界最新医学信息文摘, 2015, 12：192.

[108] 杨毅, 邱海波. 镇痛和镇静治疗的进步：从改善患者舒适度到器官功能保护 [J]. 中华内科杂志, 2011, 50 (10)：809 – 811.

[109] 何茹, 占正寅, 戴雯. FMEA 模式在人工气道风险防范管理中的应用 [J]. 中国实用护理杂志, 2012, 28 (26)：49 – 50.

[110] 周秀华, 张静. 急危重症护理学. 2 版. 北京：人民卫生出版社, 2007：32.

[111] 刘淑媛, 陈永强. 危重症护理专业规范化培训教程. 北京：人民军医出版社, 2008：214.

[112] 赵祥文. 儿科急诊医学. 3 版. 北京：人民卫生出版社, 2013：1055 – 1057.

[113] 苏慧敏, 罗惠玲, 李素明, 等. 桡动脉置管进行有创血压监测在

PICU 的应用及护理. 河北医药，2010，2：372 – 373.

[114] 李仲智，申昆玲. 儿科临床操作手册. 北京：人民卫生出版社，2010：106 – 107.

[115] 贺智明，周超英，李新胜. 有创血压传感器发展现状及其趋势 ［J］. 医疗卫生设备，2006，27（2）：34 – 36.

[116] 临床技术操作规范. 重症医学分册. 人民军医出版社，2009：7 – 9.

[117] 杨蕾，王兆. 现代医药卫生. 2013，29（17）：2669 – 2670.

[118] 中华医学会. 临床技术操作规范 – 重症医学分册. 人民军医出版社，2009：15 – 16.

[119] 祝益民. 儿科危重症监护与护理. 人民卫生出版社，2004：63 – 6.

[120] 俞森祥. 重症病监护治疗学. 中国协和医科大学出版社，1996：3 – 4.

[121] 徐丽华，钱培芬. 重症护理学. 人民卫生出版社，2006：88.

[122] 董少军，吴承志，刘培明，等. 亚低温治疗对急性脑卒中患者血清ILO_2、ILO_6、$\alpha OTNF$ 的影响 ［J］. 蚌埠医学院学报，2007，32（2）：177.

[123] 张文斗，李涛，杨晋生. 亚低温治疗对重型颅脑损伤患儿血清肿瘤坏死因子O_α 和白细胞介素O_6 的影响 ［J］. 新乡医学院学报，2008，25（5）：501.

[124] 何妙莉. 降温毯在重度颅脑损伤的应用和护理 62 例. 中国实用护理杂志，2002，18（8）：21.

[125] 黄钊燕，唐予，唐世春. 亚体温治疗急性脑梗塞的护理 ［J］. 华北煤炭医学院学报，2011，13（1）：92.

[126] 杜斌. 呼吸机相关性肺炎 ［J］. 中华医学杂志，2002，82（2）：141 – 144.

[127] 孙玉芬. 呼吸机相关性肺炎的特点与治疗 ［J］. 中国临床医学，2010，8（2）：15.

[128] 中华人民共和国卫生部. 呼吸机临床应用，2013.

[129] 陶建平. 重症手足口病机械通气策略 ［J］. 中国实用儿科杂志，2010，2（25）：117 – 118.

[130] 冯洁惠，徐建宁，方强，等. 医护合作策略在 ICU 镇痛和镇静安全管理中的应用 ［J］. 中华护理杂志，2014，1（49）：44 – 48.

[131] 黄玉凤. 机械通气治疗重症手足口病并发神经源性肺水肿的护理研

究进展 [J]. 临床医药文献杂志, 2014, 6 (1): 139－140.

[132] 陈永强. 呼吸机相关性肺炎与呼吸机集束干预策略 [J]. 中华护理杂志, 2010, 45 (3): 197－200.

[133] 杨善志, 都鹏飞. 大剂量丙种球蛋白联合甲泼尼龙治疗小儿手足口病合并神经系统损害疗效观察 [J]. 中国小儿急救医学, 2009, 4 (16): 1672－1681.

[134] 肖明, 洪哲云, 邹菁. 手足口病并发病毒性脑炎的护理 [J]. 护理与康复, 2009, 8 (8): 657－658.

[135] 谢爽, 孟连柱, 张梅, 等. 手足口病合并病毒性脑炎 485 例临床分析 [J]. 中国医药导报, 2009, 6 (30): 140－143.

[136] 喻文亮, 于毅. EV71 所致重症手足口病的诊治 [J]. 中国厂矿医学, 2008, 21 (3): 257－258.

[137] 杨仙姬, 陈敬国. 15 例重症手足口病患儿的临床护理. 医疗保健器具, 2008 (6): 21－22.

[138] 陶建平. 重症手足口病机械通气策略 [J]. 中国实用儿科杂志, 2010, 2 (25): 117－118.

[139] 周均义, 王芳. 呼吸机的撤离探讨 [J]. 中外医学研究, 2012, 10: 135－135.

[140] 王晓岚. ICU 患者撤离呼吸机护理 [J]. 国际护理学杂志, 2012, 31: 12.

[141] 宋志芳. 现代呼吸机治疗学 [M]. 北京: 人民军医出版社, 2002: 203－204.

[142] 邱海波. 呼吸机脱机的指征手段及其评价. 中国危重病急救医学, 1996, 6.

[143] 赵祥文, 樊寻梅, 魏克伦, 等, 儿科急诊医学 [M]. 北京: 人民卫生出版社, 2010: 604.

[144] 高莉丽, 徐敏, 贾丽丽, 等. 手足口病并发多器官功能衰竭患儿的护理 [J]. 中华护理杂志, 2009, 44 (8): 707.

[145] 王晓慧, 刘雅楠, 王希臻. 机械通气人工气道湿化液的研究进展. 中华现代护理杂志, 2011, 17 (15): 1847－1849.

[146] 王春英. 心脏手术后血管活性药物的使用与管理 [J]. 现代实用医

学，2008，20（6）：487－489.

[147] 尹淋. 探讨有创血压在 ICU 患儿 56 例中的监测与护理 [J]. 中外医疗，2011，30（35）：169－170.

[148] Schluer AB, Schols JM, Halfens RJ. Pressure ulcer treatment in pediatric patients [J]. Adv Skin Wound Care, 2013, 9, 26 (11)：504－510.

[149] 蒋琪霞. 压力性损伤护理学 [M]. 北京：人民卫生出版社，2014.

[150] National Pressure Ulcer Advisory Panel. National Pressure Ulcer Staging Definition [J]. Would Council of Enterostomal Therapists Journal, 2007, 27 (3)：31－39.

[151] Chaiken N. Reduction of Sacral Pressure Ulcers in the Intensive Care Unit Using a Silicone Border Foam Dressing [J]. J Wound Ostomy Continence Nurs, 2012, 39 (2)：143－145.

[152] 蒋琪霞，徐格林. 神经内科压力性损伤患者不同清创方法的效果 [J]. 中华护理杂志，2009，44（3）：197－200.

[153] 陈孝平，汪建平. 外科学. 8 版. 北京：人民卫生出版社，2013，149－150.

[154] 徐敏，葛淑萍. 美宝湿润烧伤膏治疗冻疮的护理体会. 黑龙江医药科学，2013，4：75.

[155] 褚红梅，周艳，普丽萍. 颈椎骨折发热患者应用亚低温治疗仪降温的护理. 西南军医，2010，12（4）：778.

[156] 张洁，李素萍. 对手足口病患儿家属健康教育及心里护理的体会 [M]. 当代医学，2009，（15）：33.

[157] 王伟文，吴爱惜. 肺部物理疗法在新生儿呼吸机相关性肺炎护理中的应用 [M]. 中国实用护理杂志，2009，（25）：4.

[158] 崔焱. 儿科护理学. 5 版. 北京：人民卫生出版社，2012：448.

[159] 李洁君. 手足口病的临床观察要点及护理体会. 求医问药（学术版），2012，10（8）.

[160] 刘颖. 儿科整体护理中对患儿家长心理护理的体会. 吉林首席医学网，2007，8，（8）.

[161] 燕铁斌. 康复护理学. 3 版. 北京：人民卫生出版社，2012：204.

［162］王巧娟．手足口病的临床观察及护理．护理与康复，2009：2．

［163］李洁君．手足口病的临床观察要点及护理体会．求医问药（学术版），2012，10（8）．

［164］范玲．儿科护理学．5 版．北京：人民卫生出版社，2012：266．

［165］窦祖林．作业治疗学．北京：人民卫生出版社，2008：47－75．

［166］刘梅花．作业治疗学．上海：复旦大学出版社，2009：39－83．

［167］燕铁斌．康复护理学．3 版．北京：人民卫生出版社，2012：208．